OBSERVATIONS CLINIQUES

OPPOSÉES

A L'EXAMEN

DE LA

DOCTRINE MÉDICALE;

PAR J. B. DE LARROQUE,

Docteur en médecine.

> Quidquid agimus, scribimus, ex-
> cogitamus; id non est novum,
> sed veterum inventis addimus
> atque amplificamus.
>
> BALLONII Op. t. II, p. 10

PREMIÈRE PARTIE.

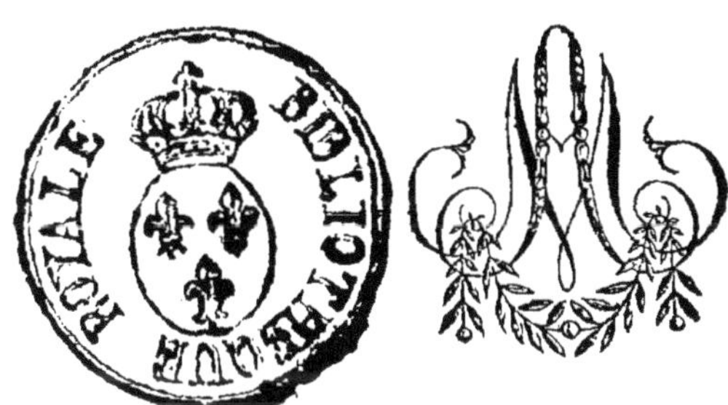

A PARIS,

Chez MÉQUIGNON-MARVIS, Libraire pour la partie
de Médecine, rue de l'École de Médecine, n° 9 et 3.

1818.

A MONSIEUR

LE BARON DE POURAILLY,

MARÉCHAL DE CAMP,

Comme un témoignage de gratitude et d'amitié sincère,

B. DE LARROQUE.

ANALYSE CRITIQUE

De l'Ouvrage de M. BROUSSAIS, intitulé :
Examen de la Doctrine médicale.

L'OUVRAGE que nous nous proposons d'analyser est précédé d'une préface assez étendue, dans laquelle l'auteur fait connaître les raisons qui l'ont déterminé à l'écrire, et à y consigner les principes de pathologie qu'il professe depuis deux ans dans ses leçons publiques et particulières. Il nous annonce qu'en développant ces principes, il n'ignore pas qu'il va blesser beaucoup d'amours-propres et s'attirer une foule de désagréments ; mais comme il n'est animé, dit-il, *que par un sentiment d'humanité et par le désir d'être utile à ses concitoyens ;* comme d'ailleurs il a tout prévu, rien ne l'arrête ; dût-il éprouver le sort de plusieurs hommes célèbres qui ont été persécutés pour avoir fait de grandes découvertes, il n'en veut pas moins exécuter le projet qu'il a conçu ; c'est-à-dire, de saper les fondements des doctrines modernes, qu'il regarde comme très-meurtrières.

Il veut attaquer, abattre et même anéantir tout ce qui se trouvera devant lui, bien persuadé que les principes de la science doivent être régénérés, et que depuis Hippocrate jusqu'à nos jours, on n'a rien fait qui vaille la peine d'être médité. Cependant il laisse entrevoir qu'il va plus particulièrement diriger ses critiques amères, non-seulement contre les fameux écrits, mais encore contre la personne d'un homme dont la célébrité l'offense, et qu'il voudrait remplacer dans l'opinion, parce qu'il a la modeste ambition de tenir le timon de la médecine. Cet homme, c'est le professeur Pinel, dont le génie et le savoir ont fait, dans plus d'une circonstance, l'admiration de tous les médecins de l'Europe, sans en excepter même le docteur Broussais (1), qui aujourd'hui lui lance les sarcasmes les plus virulents, et cherche à nous insinuer que l'auteur de la *Nosographie philosophique* et du *Traité philosophique sur la Manie* n'est point parvenu, après plus de quarante ans d'étude et de réflexions, à connaître même les *éléments de la science médicale.....*

Mais n'anticipons pas sur ce que nous avons

(1) Voyez la préface de l'Histoire des Phlegmasies chroniques.

à dire par la suite, et faisons seulement observer que jamais préface n'a été écrite avec moins de retenue et aussi peu de décence que celle qui se trouve à la tête de l'ouvrage que nous allons analyser.

L'auteur y sévit indistinctement contre tout le monde, parce qu'il veut que tout le monde soit intéressé à sa querelle, et prenne le parti ou de s'attacher à son *char*, et d'en suivre tous les mouvements, ou de repousser avec éclat la doctrine que lui et ses brûlants sectateurs cherchent à répandre. Il faut convenir que c'est une manière assez adroite d'avancer dans le monde; car peu lui importe que ce soit ses partisans ou des antagonistes qui fassent retentir son nom; dès lors que cela arrivera, son but sera atteint, c'est-à-dire, qu'il aura fait du bruit, et qu'il se trouvera placé dans le sentier de la fortune. Voilà l'homme qui, comme tant d'autres, n'a pas l'habitude d'invoquer le nom d'humanité par spéculation, et qui prétend ne pas être possédé de la *chimère de l'immortalité*, après avoir dit *que l'histoire applaudira peut-être à la résolution qu'il a prise de mettre à leur place les médecins qui, selon lui, jouissent d'une réputation usurpée.* Si je ne me trompe, c'est bien

I.

là une contradiction manifeste, qui prouve que l'auteur croit avoir mérité, non-seulement le brevet d'immortalité, mais encore celui d'homme de génie (1).

Je suis loin de m'opposer à ce qu'on les lui délivre, puisqu'il est de notoriété qu'il a fait des choses très-dignes d'éloges, et dont la postérité fera son profit; mais je voudrais que, lorsqu'on a tant de prétentions cachées, on les mît franchement à découvert, sans les revêtir du faux vernis de la modestie, qui, portée à l'excès, ne fait que rendre plus saillante l'excessive vanité.

M. Broussais, plus que personne, est sans doute persuadé de cette vérité; mais, comme il a la conscience de tous ses talents, comme il ne manque pas d'être entouré de flatteurs nouvellement acquis, *ou d'une origine très-ancienne*, qui lui fascinent les yeux, en répandant l'encens à pleines mains, il lui aurait été bien difficile de ne pas *faire connaître le*

______

(1) Veut-on un autre témoignage de la vérité de ce que j'avance, on le trouve dans le passage que voici :

« Un jour viendra où je serai jugé avec plus d'impartialité que je ne puis l'être aujourd'hui, et ma » mémoire n'en souffrira point. » (*Page* 10 *de la Préface.*)

fond de sa pensée, quelque intention qu'il eût de la dérober à tous les regards. Au reste, quelque justes que soient ces reproches, je m'attends à ce que l'auteur les considère comme le produit de la méchanceté, de la jalousie, de la haine et de l'ambition ; mais peu m'importe, ma conscience est exempte de reproche à cet égard. Je suis pour le moins aussi indépendant que lui, et dès lors je me crois en droit d'exprimer comme lui les vérités que je connais ou que je découvre ; dussent-elles m'attirer des désagréments, je ne les lui tairai point, attendu que je ne suis pas plus disposé que tout autre à supporter le despotisme médical qu'on veut organiser.

Personne plus que moi n'a conçu la ferme résolution de lui résister, et de faire apprécier à sa juste valeur la doctrine sur laquelle il repose ; mais je dois déclarer en même temps que, lorsque M. Broussais méritera des éloges, je ne manquerai pas de les lui donner, et de faire ressortir, avec tous les avantages possibles, les belles choses qui se trouveront dans son ouvrage. Sous ce rapport, je ne puis m'empêcher de rapporter ici un passage très-beau de la préface (1), où l'auteur

(1) Pages 8 et 9.

s'élève avec beaucoup de raison, mais toujours avec trop d'amertume, contre ceux qui
pensent qu'il est inutile de s'appesantir sur les
particularités des maladies.

« Je ne reconnais dans ce langage con-
» certé, dit-il, que le bruit d'un écho, qui
» cessera bientôt d'être répété par les mé-
» decins, qui chercheront à le vérifier dans
» la pratique. Les traits caractéristiques des
» maladies doivent être puisés dans la phy-
» siologie; formez un tableau, aussi vrai qu'a-
» nimé, du malheureux livré aux angoisses
» de la douleur; débrouillez-moi, par une
» savante analyse, les cris souvent confus des
» organes souffrants; faites-moi connaître
» leurs influences réciproques; dirigez habi-
» lement mon attention vers le douloureux
» mobile du désordre universel qui frappe
» mes sens, afin que j'aille y porter, avec
» sécurité, le baume consolateur qui doit
» terminer cette scène déchirante; alors j'a-
» vouerai que vous êtes un homme de génie;
» mais tant que vous vous bornerez à rassem-
» bler quelques traits saillants des désordres
» pathologiques, pour en former des groupes
» *intellectuels qui ne se rattachent point aux*
» *organes;* tant que vous me défendrez de

» vérifier, par des rapprochements physio-
» logiques, la vérité de toutes ces abstrac-
» tions; tant que vous n'aurez point rallié les
» désordres les plus violents aux lésions les
» moins prononcées, et même au degré d'ac-
» tion de chaque viscère qui constitue l'état
» de parfaite santé, je dirai que vous n'avez
» point compris l'énigme de la nature vi-
» vante, et vos déclamations ne me feront
» pas plus d'effet que les cris de vos aveugles
» partisans... Au reste, ceux-ci auront plus
» à souffrir que moi, et je les plains; parce
» que la vérité et la consolation de bien faire
» suffisent pour me venger. »

Certes, on ne peut s'empêcher d'avouer
qu'il y a dans ce morceau des conseils très-
sages et des idées très-judicieuses; mais est-il
bien vrai que cette critique doive être adres-
sée à l'illustre professeur qui s'est attaché à
classer avec méthode les différents genres de
maladies ?

Je ne le pense point, et, pour m'expliquer
avec franchise, je dirai que M. Broussais commet une injustice, en prétendant que M. Pinel
dédaigne les particularités des maladies,
groupe des cas pathologiques purement intellectuels, qui ne se rattachent point aux or-

ganes, et s'oppose à ce que l'on fasse des rapprochements physiologiques, au moyen desquels on puisse vérifier la vérité des abstractions ou des idées générales.

Je dis qu'il y a de l'injustice à lui adresser une pareille critique, puisqu'il est de fait que, dans plusieurs endroits de sa Nosographie philosophique, il se plaît à rendre hommage à ceux qui rédigent avec le plus de soin les histoires particulières. De plus, la plupart des genres des maladies qu'il a classées, sont fondés sur l'altération des organes et le siége certain ou présumé de ces altérations; ce qui prouve que l'examen des parties lésées n'est pas dédaigné, et qu'il cherche à faire connaître les rapports existants entre elles et les phénomènes morbides qui se développent. M. Broussais se trompe quand il dit que le docteur Pinel s'oppose à ce que l'on fasse des rapprochements physiologiques; il permet tout ce qu'on veut à cet égard; mais, en qualité d'homme libre et maître de ses opinions, il a cru devoir faire tous les efforts possibles pour dégoûter les élèves de ces explications vagues, qui ne reposent sur rien, et qui sont plus propres à égarer l'esprit et la raison, qu'à donner une idée nette et précise de l'objet dont on s'occupe. M. Pinel abhorre les hypothèses qui ne découlent pas rigoureusement des faits; mais quand il peut éclairer le diagnostic d'une maladie par le flambeau de la physiologie, il ne rejette jamais ce moyen; il est vrai qu'il en use avec beaucoup de ménagement, parce qu'une très-longue expérience lui a fait voir, qu'en général les explications, quelque ingénieuses qu'elles soient, ne laissent pour résultat que du vide et de l'incertitude. Nous verrons par la suite que M. Broussais a infiniment plus de hardiesse que M. Pinel, et qu'il est loin d'avoir jeté autant de jour qu'il le croit sur l'essence ou la nature intime des affections qui accablent la pauvre humanité. En attendant les développements dans lesquels nous avons le projet d'entrer, continuons à donner une idée de la préface que l'auteur a mise à la tête de son livre.

Quoiqu'il ait donné à celui-ci le titre d'*Examen de la doctrine médicale généralement adoptée, et des systèmes modernes de nosologie*, il n'a cependant indiqué que certains points de doctrine, tels que ceux où les forces sont languissantes, ce qui, comme on voit, ne répond pas très-bien au titre de l'ouvrage, puisqu'il est vrai de dire qu'un corps de doctrine médicale porte sur toutes les maladies, et que ce n'est pas en faire un examen bien rigoureux, que d'analyser quelques morceaux détachés. D'ailleurs, on peut reprocher à M. Broussais de n'avoir fixé son attention que sur la *nosographie philoso-phique*, tandis qu'il y a d'autres nosologies modernes dans lesquelles on trouve les principes de pathologie, qu'on professe journellement dans nos écoles.

Mais il ne faut pas oublier que l'auteur n'en voulait qu'au docteur Pinel et à ses ouvrages, et dès lors on ne doit pas être surpris qu'il ait donné des bornes aussi étroites à ses critiques, relativement aux autres nosologistes. Du reste, M. Broussais suppose, avec quelque raison, qu'il aura des adversaires, dont les principes ne seront pas tout-à-fait conformes aux siens, et qui lui reprocheront, d'une part, d'avoir méconnu la cause de certaines maladies où les forces vitales sont très-abattues; de l'autre, d'avoir été trop exclusif, en attribuant des phénomènes qui résultent de causes très-différentes à une cause toujours identique. Mais il est persuadé que ceux qui se permettront de lui adresser ces critiques, seront d'une insigne mauvaise foi, ou commettront une erreur grossière, attendu qu'il n'ignore pas l'existence des maladies qui tiennent à des éléments tout-à-fait opposés à ceux des affections dont il va faire mention dans son ouvrage.

« J'ai cru, dit-il, devoir aller au plus
» pressé : à quoi m'aurait servi de m'occu-
» per d'abord des cas pathologiques où la mé-
» thode stimulante obtient le plus de succès?
» J'ai préféré m'appesantir sur ceux dont la
» secte prédominante ignore le véritable trai-
» tement, » c'est-à-dire des phlegmasies, ou des maladies que l'auteur se plaît à considérer comme telles.

Nous verrons bientôt si le silence qu'il affecte de garder, n'est pas le résultat d'un calcul fort intéressé, et, s'il n'a pas entrevu qu'il allait saper lui-même les bases de son système, en faisant une exposition sincère des beaux résultats de l'expérience.

C'est dans les armées, les camps et les hôpitaux militaires, que l'auteur a rectifié ses premières idées médicales, et puisé les principes de pathologie qu'il vient de mettre au jour. Et comme les victoires de nos troupes les ont conduites dans les différentes latitudes de l'Europe; comme d'ailleurs les médecins et les habitants des pays où l'auteur a séjourné, l'ont appelé en consultation, *et ont su apprécier ses talents et tirer parti de son expérience*, il a eu l'avantage d'associer la médecine civile à la médecine militaire; d'observer les maladies de tous les âges et de tous les sexes; d'étudier les causes des infirmités humaines, telles que le froid, le chaud, la fatigue, les excès, la disette, les émanations nuisibles, en action sur un grand nombre d'hommes à-la-fois; de comparer les tempéraments et les maladies habituelles des divers climats, et d'obtenir, des médecins indigènes, des renseignements sur les méthodes de traitement qui leur procuraient les succès les plus constants.

D'après cela, il regarde comme absurde l'opinion de ceux qui pensent que les médecins militaires ne traitent que des malheureux épuisés par les fatigues, les intempéries de l'air et les mauvais aliments. Il ne fait pas plus de cas du reproche qu'on leur a fait de ne point obtenir une indication précise sur l'époque de l'invasion des maladies, parce qu'en effet il est ridicule de croire que les soldats sont plus stupides, et ont une mémoire plus bornée que les ouvriers placés dans les hôpitaux civils.

Les arguments qu'on a tirés des évacuations d'un hôpital sur un autre, loin d'être contre la médecine militaire, sont complétement à son avantage, puisque, selon l'auteur, on est alors plus à portée d'apprécier la marche naturelle des maladies, qui n'ont pu être traitées dès le principe. Au reste, le retard, pour l'entrée des militaires dans les hôpitaux, na jamais lieu dans les garnisons, ce qui fait qu'on obtient des renseignements précis sur toutes les circonstances de la maladie.

Maintenant que M. Broussais se trouve placé au Val-de-Grâce, où il partage l'honneur de l'enseignement avec M. le professeur Desgenettes, il peut comparer les faits recueillis au milieu du tumulte des armées, avec ceux qui se présentent dans une garnison tranquille, et faire voir les ressemblances et les différences qu'ils offrent entre eux. Ce n'est qu'en agissant de la sorte, qu'il parviendra à faire cesser les vaines déclamations contre la médecine militaire, et que ses élèves pourront bien profiter de l'expérience qu'il s'est acquise depuis dix à douze ans. D'un autre côté, pour que ce parallèle soit complétement utile, il faut qu'il soit exécuté sans prévention, et dégagé de ces explications *forcées* qui toujours obscurcissent les faits les plus clairs, et conduisent très-souvent à de faux principes de thérapeutique, quand on les prend pour base de traitement.

Le travail que M. Broussais vient de donner au public est divisé en cinq articles, qui, excepté le dernier, sont autant de critiques virulentes contre plusieurs hommes recommandables, dont les idées médicales sont et seront probablement toujours très-différentes des siennes.

Dans le premier de ces articles, l'auteur fait une analyse raisonnée de l'ouvrage de M. Hernandez, ayant pour titre : *Essai sur le typhus ou sur les fièvres dites malignes, putrides, bilieuses, muqueuses, jaune, la peste, etc.*

Dans le second, il déduit des conclusions de ce qu'il a dit à l'égard du typhus du docteur Hernandez, donne la doctrine du typhus proprement dit, et assigne les bases du traitement qui lui convient.

Dans un troisième, il apprécie les noso-

logies modernes , et cherche à faire voir
qu'elles sont toutes le produit de l'inconséquence et de la déraison , puisqu'on s'est attaché à grouper des êtres purement abstraits,
qui ne se rapportent aucunement aux organes
souffrants. Il saisit cette occasion pour examiner un ouvrage sur la phthisie, dans lequel on a établi les espèces de cette maladie , d'après les altérations organiques isolées
ou simultanées que l'anatomie pathologique a
fait rencontrer dans les poumons.

Un quatrième article est consacré à l'exposition des vices des classifications qu'il a
examinées, et c'est ici sur-tout qu'il veut démontrer non-seulement qu'on a toujours pris
les effets pour les causes des maladies , mais
encore qu'on a le plus souvent classé des
phénomènes morbides, dans tel ou tel autre
cadre , en ignorant complétement la puissance organique qui leur donnait naissance.

Enfin , dans le cinquième et dernier article , M. Broussais propose un plan d'étude
fondé sur l'anatomie et la physiologie, pour
parvenir à la connaissance et au traitement
des maladies internes. Nous verrons , plus
tard , que ce plan repose uniquement sur la
doctrine des fluxions et des inflammations que

l'auteur retrouve par-tout, lors même qu'elles ne donnent aucun signe de leur existence.

Tâchons de le suivre dans les diverses questions qu'il a discutées, et conformons-nous à la méthode qu'il a suivie dans l'exposition des faits et des hypothèses qui se trouvent dans son ouvrage.

Nous avons dit précédemment que M. Broussais était dans l'intime persuasion que les principes de la science devaient être tout-à-fait régénérés, et que, jusqu'aujourd'hui, on n'avait fait que se méprendre sur la cause première des affections fébriles. D'après cela, on ne doit pas être surpris qu'il débute comme M. Hernandez, en disant que « la doctrine » des fièvres bilieuses, muqueuses, ataxi-» ques ou malignes putrides, offre encore de » nombreuses lacunes ; peut-être même man-» que-t-elle de bases sévères bien déduites » des faits, et arrivant à ce degré de certi-» tude qui seul peut calmer la conscience de » l'ami de l'humanité, dont les efforts géné-» reux n'ont pas obtenu le succès qui devait » les couronner (1). »

Il n'y a que le seul *peut-être* de ce passage que l'auteur n'approuve pas, et qui

(1) Introduction d'Hernandez, pag. 1.

selon lui, devrait être supprimé : tout le reste lui paraît excessivement judicieux, et fait, par conséquent, pour mériter l'approbation des gens de l'art. On sent bien qu'il ne pouvait pas s'élever contre une telle proposition, ou du moins la réduire à sa véritable valeur ; car alors il aurait manqué son but, par l'impossibilité où il se serait trouvé de rattacher la doctrine des fièvres à la doctrine des inflammations.

C'est, au reste, par une suite du même principe que M. Broussais n'hésite pas à répondre affirmativement à la question suivante faite par le docteur Hernandez, « s'il était » vrai que, partant toujours de faits mal vus, » incomplétement examinés, analysés avec » peu de soin, adoptés de confiance, mêlés » à des circonstances étrangères..... les élans » les plus sublimes du génie *n'ont pu que* » *faire arriver à l'erreur*, ne serait-il pas » d'une égale vérité qu'en suivant une mar- » che opposée, en reprenant les matières à leur » origine, en recomposant scrupuleusement » la science dans toute cette partie importante » de la médecine ; en utilisant toutes les ob- » servations, toutes les vérités, toutes les

» erreurs, il serait possible de faire mieux
» avec un génie ordinaire ? »

De manière donc que, d'après M. Broussais, tout ce qui a été écrit sur les fièvres par
les plus illustres médecins ne mérite aucune
espèce de confiance, et doit être rejeté comme
le produit de l'erreur. « Tout a été mal vu,
tout a été imparfaitement étudié et analysé ;
personne n'a su séparer une maladie des circonstances qui lui sont étrangères. Jamais
les Sydenham, les Baillou, les Fernel, les
Stahl, les Boërhaave, les Hoffmann, les Pringle, les Lind, les Tissot, les de Haen, les Stoll,
les Zimmermann, les Finke, n'ont été rigoureux
dans l'observation. Ils se sont constamment
égarés dans la recherche des causes morbides,
et cependant, chose étrange, ils ont guéri une
infinité de malades, qui, probablement, auraient succombé s'ils avaient été traités par des
méthodes différentes decelles qu'ils ont suivies.
N'importe, me dira-t-on, il faut recomposer
scrupuleusement la science, parce que les
faits rapportés par ces grands maîtres sont
ou tronqués, ou apocryphes. Ils *ont bien dit
quelques vérités dont nous aurons soin de
profiter;* mais nous les présenterons sous des

apparences tout-à-fait nouvelles, nous leur ferons prendre *des couleurs inflammatoires*, et alors elles auront tout l'éclat qu'elles doivent avoir.

Ces Messieurs se sont mêlés, en outre, de faire jouer quelquefois aux humeurs un rôle primitif, et d'expliquer le développement des phénomènes morbides par l'action irritante que les fluides exercent sur les organes vivants ; eh bien ! il faut abattre tout cet échafaudage de médecine humorale, toutes ces hypothèses grossières, et leur substituer des théories fondées sur le solidisme le plus pur. C'est ainsi que nous parviendrons à des résultats certains de médecine pratique , *et que nous pourrons vous faire voir , que toute la pathologie doit être assise sur les mêmes principes que l'histoire des phlegmasies chroniques.*

Sous ce dernier rapport, il est bien certain que le docteur Hernandez et M. Broussais auront une opinion entièrement opposée ; mais, comme tous les deux sont convaincus que les solides seuls jouent un grand rôle dans les fièvres, ils déclareront, avec la plus grande assurance, « que l'état des liquides du corps » humain n'est pas la cause des fièvres, et ne

» peut dès lors fournir des données précises
» pour leur classification. »

Pour preuve de la bonté de cette proposition, on nous dit que la sanie du cancer, la bile âcre et dégénérée, ne produisent point d'inflammation dans les ganglions où elles sont chariées ; *qu'en supposant, d'ailleurs, l'existence d'une phlegmasie là où ces humeurs se trouvent déposées, il ne faudrait pas en inférer que c'est elles qui lui ont donné naissance, puisqu'il suffit de produire de l'irritation à l'embouchure des vaisseaux lymphatiques, pour provoquer la phlégose et la tuméfaction des glandes* (1). Cela se voit dans les piqûres des doigts, dont l'irritation s'étend jusqu'aux aisselles ; dans les phlegmasies de l'urètre, qui se font sentir jusque dans

______

(1) Si leur présence dans le lieu où existe l'inflammation ne prouve pas incontestablement que ces humeurs sont la cause de cette dernière ; il ne s'ensuit pas qu'elles ne lui ont pas réellement donné naissance ; car enfin ce sont des corps étrangers qui peuvent ne pas s'accommoder très-bien avec la sensibilité des parties avec lesquelles ils sont en contact. D'ailleurs, s'il n'existe pas d'autre cause évidente de l'inflammation, il est assez naturel de penser que c'est aux humeurs chariées qu'on doit l'attribuer, sur-tout si elles sont, comme le prétendent nos auteurs, de nature acrimonieuse.

les glandes inguinales; dans les inflammations intestinales, qui se propagent jusqu'au mésentère; ce qui, pour le dire en passant, fait voir la valeur qu'on doit attacher au mot fièvre entéro-mésentérique, que M. Petit, médecin de l'Hôtel-Dieu, *a très-heureusement inventé.* A l'appui de ces observations, M. Hernandez invoque les expériences dont parlent Hunter, Niebct, Girtaner, Hahnemann, qui prouvent que le sang des vérolés ne saurait communiquer la syphilis; celles de Darwin, Power, Hoffmann, qui démontrent que le sang des sujets atteints de variole ne transmet pas cette maladie, lorsqu'on l'injecte dans les veines; celles des physiologistes qui ont fait passer dans le sang des sels purgatifs, sans produire d'autres effets que ceux qu'on obtient en les introduisant par la bouche ou l'anus.

Voilà, certes, bien des preuves et des témoignages qui ont dû faire, au moment où ils ont été produits, une impression bien profonde sur l'esprit des humoristes exclusifs; mais, quelque exactes que soient ces observations et ces expériences, quelque confiance qu'on doive accorder aux médecins célèbres qui les ont fait connaître, reste-t-il bien démontré que jamais les humeurs animales n'ont contracté d'acrimonie , et sont incapables d'occasioner de violentes irritations ? Et si, chez quelques sujets, on a remarqué que la sanie cancéreuse ne provoquait pas des inflammations , les fastes de l'art ne sont-ils pas remplis de faits qui prouvent incontestablement que cette même humeur corrode parfois toutes les parties qu'elle touche ? Et lorsqu'elle ne détruit pas immédiatement les organes avec lesquels elle se trouve en contact, n'est-elle pas assez active pour donner naissance , d'abord , à des douleurs déchirantes, lancinantes, pulsatives, et ensuite à des engorgements qui finissent par amener un véritable cancer ? Voilà déjà trois observations qui m'ont convaincu que lorsqu'on applique des médicaments astringents sur la plaie sanieuse d'un sujet opéré du cancer, l'humeur, quelle qu'elle soit, se transporte vers les organes intérieurs, **y** produit de grands ravages, et au bout de quatre, cinq, six ou huit mois, conduit à une mort certaine. On me dira sans doute que, dans ces cas de cancer interne , il existe une véritable *diathèse*, et que ce n'est pas à l'humeur répercutée qu'est dû le développement de la maladie dans les organes parenchymateux ? Je réponds que cela est possible ;

mais je suis persuadé que chez les trois sujets dont je parle, l'affection s'est transmise du dehors au dedans, par la simple application des astringents.

Ce qui me fait croire que la chose s'est passée ainsi, c'est que, peu de temps après les pansements faits avec l'extrait de saturne, le liquide, qui auparavant sortait des plaies avec assez d'abondance, devint moins copieux et plus visqueux, et aussitôt les malades ressentirent du malaise, des douleurs sourdes dans le bas-ventre, et surtout dans la région hépatique, qui peu à peu prirent le caractère déchirant et lancinant: d'ailleurs, le teint des malades changea tout-à-coup; ils contractèrent une coloration jaunâtre, plus facile à observer qu'à décrire, et qui, selon moi, est le signe extérieur le plus certain d'un cancer interne. Un autre signe, qui n'a manqué chez aucun des malades, c'est une espèce d'horreur pour toutes sortes d'aliments, quoique la langue fût propre et sans amertume; d'ailleurs, le pouls était, en général, fréquent et dur, la constipation était des plus opiniâtres, et à tel point, qu'on ne pouvait obtenir des selles que par l'usage des purgatifs ou des lavements très-multipliés, et encore arrivait-il souvent que ceux-ci étaient retenus tout-à-fait , et rendus ensuite par les urines. L'ouverture des corps, que je pourrais rapporter avec d'autres détails , a fait voir que ces accidents tenaient à des engorgements cancéreux du foie , de la rate, du pancréas et du rectum (1).

En voilà bien assez, je pense, pour convaincre MM. Hernandez et Broussais que la sanie cancéreuse n'est pas aussi innocente qu'ils voudraient nous le faire accroire, et qu'elle est capable, dans beaucoup de cas, de produire une violente irritation et des inflammations dans les organes où elle est transportée; mais admettons que chez mes malades il y avait diathèse; ne serai-je pas en droit d'en tirer la conséquence *que les liquides animaux sont dès lors susceptibles de charier des principes morbifiques qui les rendent très-acrimonieux* ? Je laisse aux praticiens la décision

(1) Chez un quatrième sujet que nous avons ouvert, il n'y a pas fort long-temps, en présence de MM. Cazenave et Casteings , élèves en médecine, les douleurs de l'hypochondre et des reins devinrent atroces quelque temps après l'application des astringents sur le sein opéré , et cependant nous ne trouvâmes qu'un ramollissement extrême du pancréas, qui n'était composé que, de petits grains semblables à du millet, et dont le volume paraissait être très-diminué.

de cette question, pour continuer à examiner la proposition de M. Hernandez, approuvée par M. Broussais.

Ces Messieurs nous disent que la bile trouvée dans les ganglions lymphatiques et les vaisseaux absorbants, n'y avait point déterminé d'inflammation; d'où ils concluent qu'elle n'est point *susceptible de contracter d'acrimonie* (1). Je doute beaucoup que les médecins, dégagés de préjugés, et disposés à rendre toujours hommage à la vérité, puissent partager une opinion aussi extraordinaire : tous conviendront, au contraire, que dans certains cas, ce liquide paraît contracter des qualités tellement stimulantes, qu'il excite les plus violents mouvements dans les organes, fait naître la phlogose et les inflammations très-intenses.

S'il ne fallait que rassembler les preuves de ces grandes vérités, il ne me serait pas difficile de les extraire des ouvrages de Mor-

(1) Nous verrons plus tard que M. Broussais a été forcé de convenir, dans un autre endroit, que la bile est susceptible de contracter de l'acrimonie, et que c'est pour éviter qu'elle ne stimule trop fortement la face interne de l'estomac, que les vomitifs sont parfois très-nécessaires.

gagni, de Bianchi, de Tissot et de Stoll, dont l'autorité serait peut-être de quelque poids auprès de MM. Hernandez et Broussais. Mais pourquoi irai-je prendre dans les auteurs des faits qu'une observation rigoureuse nous fournit si non fréquemment, du moins dans quelques circonstances? Ne me suffit-il pas de rappeler ici un cas de fièvre bilieuse, dont j'ai fait mention dans mon ouvrage sur les hémorrhoïdes, et qui fait voir que *la bile acrimonieuse* a non-seulement provoqué le développement des tumeurs hémorrhoïdales, mais encore l'apparition d'une érysipèle à la partie interne des cuisses et sur les fesses (1). Or, si en bonne logique, nous raisonnons du connu à l'inconnu, nous serons conduits à présumer que les entérites et les gastrites doivent être parfois l'effet immédiat de l'action irritante et même corrosive de la bile, car enfin il n'y a pas de raison pour que ce liquide enflamme plutôt la peau que les surfaces muqueuses du canal digestif, dont la sensibilité est beauconp plus grande que celle de la plupart des autres tissus membraneux. N'est-il pas très-probable,

---

(1) Cette érysipèle était très-remarquable, en tant qu'il n'avait lieu que dans les endroits de la peau où les matières fécales avaient touché.

par exemple, que dans certains choléra-mor-
bus, et sur-tout dans ceux qui sont le résultat
d'une affection morale triste, l'inflammation
et même la gangrène qui se forment dans l'estomac et le duodénum, et qu'on trouve à
l'ouverture des corps, ont été occasionées
par cette bile âcre et dégénérée, qui sort avec
tant de profusion, soit par les vomissements,
soit par les selles? Et s'il est vrai que cette
cause matérielle soit assez active pour entraîner la désorganisation des tissus, avec lesquels elle se trouve en contact, ne pourrait-
on pas rigoureusement en conclure qu'une bile
moins stimulante, accumulée dans la vésicule
du fiel, ou répandue déjà dans les premières
et même les secondes voies, sera assez irritante
pour produire ce qu'on appelle la fièvre bilieuse? Et dès lors ne pourra-t-on pas dire:
« que l'état des liquides peut fournir des don-
» nées pour la classification des fièvres. » Je
ne dis pas que ces données sont *toujours in-
faillibles*; mais je soutiens qu'elles sont aussi
exactes que celles qui ont conduit les médecins à désigner les fièvres d'après l'altération
supposée des organes. Je dis *supposée*, parce
qu'en effet on ne saurait déterminer d'une
manière rigoureuse si la fièvre, que les uns

appellent bilieuse, et les autres, gastrique, est plutôt l'effet de l'altération des solides que dé l'état de la bile. L'estomac paraît bien irrité dans cette maladie; mais cette irritation est-elle primitive ou bien n'est-elle que la suite de l'action des fluides? c'est ce que nous ne chercherons pas à déterminer ici; nous nous contenterons de remarquer que si d'une part on conçoit que l'estomac irrité ou enflammé peut occasioner une abondante sécrétion de bile, d'un autre côté on n'a pas de peine à comprendre que la bile portée sur le duodénum et l'estomac peut y provoquer de violentes irritations, qui ne cessent que par la soustraction de cette cause matérielle.

On me dira peut-être que si cette humeur devient irritante dans ce cas, ce n'est qu'à cause d'une altération primitive du foie, altération que les uns désigneront sous le nom d'*inflammatoire*, et que d'autres appelleront *nerveuse*, *sympathique*, etc. selon l'idée qu'ils se sont faite de son essence et la nécessité où ils se trouvent de la faire cadrer avec tel ou tel autre principe général qu'ils auront admis. Mais cette objection, quelque spécieuse qu'elle soit, est loin d'être aussi favorable qu'on pourrait le penser à la doctrine des solidistes ; car dès lors qu'on admettra qu'une cause quelconque imprime à la bile des qualités irritantes, on avouera tacitement que cette humeur, ainsi modifiée, pourra provoquer des accidents d'autant plus graves, que les organes, avec lesquels elle sera en contact, seront doués d'une sensibilité plus exquise. Or, en considérant cette théorie comme déduite des faits, n'est-il pas de la plus grande évidence, que l'on peut expliquer la formation de certaines inflammations gastriques et intestinales, en faisant verser la bile acrimonieuse dans le duodénum, et en la faisant passer de là dans l'estomac et le reste du canal digestif.

Mais, que nous sommes loin de vouloir nous livrer à ces sortes de spéculations, et de chercher à faire jouer aux humeurs un plus grand rôle qu'aux solides ! En entrant dans cette discussion, nous avons eu seulement pour but de faire voir que les théories médicales fondées exclusivement sur le solidisme ou l'humorisme, avaient des bases très-incertaines. C'est dire, en d'autres termes, que nous ne pensons pas avec MM. Hernandez et Broussais, que la bile âcre et dégénérée ne peut devenir la cause des fièvres dites *bi-*

lieuses, gastriques, méningo-gastriques, saburrales, etc.

Nous ne sommes pas plus disposés à nous
ranger sous leur bannière, quand ils prétendent *que les autres humeurs ne peuvent contracter d'âcreté durant la vie,* attendu que
cette assertion est purement gratuite, et qu'il
leur serait bien difficile, pour ne pas dire impossible, de nous dire si les dartres, l'élé-
phantiasis et une foule d'autres maladies cuta-
nées, tiennent plutôt à des causes locales,
qu'à un principe humoral de nature stimulante. Jusqu'au moment où ils auront résolu
cette question importante, j'ose présumer que
les praticiens se refuseront à s'en rapporter à
leur parole.

Il faut avouer cependant que M. Broussais n'est pas aussi décisif que le docteur
Hernandez, puisqu'il est persuadé que les in-
dividus qui vivent d'aliments fades, et végé-
taux, n'ont pas des humeurs semblables à
celles des personnes qui font un usage libéral
de viandes fortes et de boissons spiritueuses.
Il paraît croire que chez celles-ci elles ont
quelque chose d'acrimonieux; mais il a l'air
de ne vouloir pas l'avouer franchement, dans
la crainte, sans doute, de se compromettre,

et de se trouver en contradiction avec lui-même.

Il admet, comme M. Hernandez, l'absorption de l'ichor, *parce que*, dit-il, *les bouches absorbantes ne sont pas des sentinelles incorruptibles*, et néanmoins il déclare que le sang n'est pas susceptible de corruption, ce qui, pour le dire en passant, est tout-à-fait contraire à ce qu'il a avancé dans son ouvrage sur les *phlegmasies* chroniques, où il fait voir que toutes les excrétions deviennent très-fétides quand le pus des ulcères intestinaux, passe dans le torrent de la circulation.

C'est probablement d'après cette observation et beaucoup d'autres, qu'il aura faites depuis la publication de son *histoire des phlegmasies chroniques*, qu'il a été conduit à combattre la proposition suivante : « Que la » fétidité des excrétions durant la vie, et » la prompte décomposition après la mort, » sont l'effet constant de la débilité (1). »

Le docteur Broussais s'élève avec force contre cette proposition, et dit avec raison 1.° que les excrétions muqueuses coïncident souvent avec l'état inflammatoire le plus intense; 2° que le pus du phlegmon se putréfie

(1) Hernandez, ouvrage cité.

fréquemment d'autant plus vite que l'inflammation est plus considérable. 3° Que la
promptitude de la putréfaction, après la
mort, est souvent en raison de la violence
de l'inflammation. D'où il croit pouvoir conclure que, « dans toutes les fièvres qui se pro-
» longent avec activité, la débilité qui amène
» la destruction est l'effet et non la cause du
» mouvement fébrile, qui dépend toujours
» d'une irritation, qui peut attaquer les forts
» aussi bien que les faibles, mais qui est tou-
» jours plus intense chez les premiers. »

Quelque persuadé que je sois de la bonté
de ces réflexions, je ne puis m'empêcher de
faire remarquer que M. Broussais est dans
l'erreur, quand il avance que l'irritation inflammatoire, abstraction faite de toute autre
cause, est toujours la puissance qui provoque
le mouvement fébrile. J'admettrai volontiers avec lui que les inflammations parenchymateuses et membraneuses, qui se forment
avant, ou pendant les fièvres actives, sont le
plus souvent la cause de la langueur et de l'affaiblissement qu'on remarque vers la fin d'un
grand nombre de maladies aiguës, et que c'est
probablement à elles qu'on doit généralement
attribuer la fréquence du pouls, qui persiste

dans beaucoup de cas, et qui, *tant qu'elle existe, annonce une convalescence imparfaite.* Mais je me garderai bien de penser, comme lui, que les choses se passent toujours de la sorte, attendu qu'il est des faits qui prouvent jusqu'à l'évidence que le mouvement fébrile est parfois entretenu par des causes matérielles dont il faut déterminer l'expulsion par des moyens plus ou moins actifs, ou bien le malade est inévitablement conduit dans la tombe, à moins toutefois que la nature ne vienne à son secours. Je pourrais rapporter deux observations que j'ai recueillies dans le mois de mai 1816, et qui prouvent que des matières corrompues et très-tenaces sont très-capables d'entretenir la fièvre *avec activité,* et de conduire les malades à un degré de marasme aussi remarquable que dans les fièvres hectiques d'irritation. Mais comme on pourrait me supposer l'intention de défendre la médecine humorale aux dépens même de la vérité, je me bornerai à faire mention des observations de Finke, à qui personne ne contestera vraisemblablement le talent d'un observateur exact, judicieux et profond.

« La maladie (fièvre bilieuse) ne restait pas

» long-temps dans cet état (1), qui pouvait
» changer de trois manières, 1° en passant
» au deuxième degré dont nous allons bientôt
» parler; 2° en devenant une maladie bilieuse
» anomale ; 3° enfin les malades restaient
» quelquefois *dans un état valétudinaire qui*
» *subsistait pendant quelque temps, et jus-*
» *qu'à ce qu'il survînt une évacuation spon-*
» *tanée.*

» Lorsqu'elle n'avait pas lieu, la matière
» bilieuse s'attachait plus fortement aux vis-
» cères, ne lésait plus seulement les fonctions
» animales ni la digestion en particulier, *mais*
» *cette cause s'exerçait sur d'autres parties,*
» et dès lors la faiblesse et l'amaigrissement
» faisaient des progrès; les malades ne pou-
» vaient plus vaquer à leurs *affaires ; ils*
» *étaient chagrins, tristes et irascibles.* Plus
» tard ils éprouvaient *une constipation opi-*
» *niátre*, des douleurs rhumatiques du dos
» et des membres qui étaient fort rebelles.
» Chez les femmes, survenaient des troubles
» de la menstruation, les maux histériques
» devenaient intenses ; mais si la matière
» bilieuse passait dans les secondes voies,

(1) Premier degré.

» alors elle devenait cause d'autres maladies,
» comme d'un flux cœliaque, d'une suppres-
» sion d'urine, d'une toux, de la phthisie,
» du tabès, etc., etc. (1). »

Que penser, d'après ce beau passage, des raisons alléguées par M. Hernandez, et approuvées par M. Broussais, pour démontrer *qu'il ne peut existe de dégénération bilieuse ou muqueuse susceptible de donner lieu à des fièvres qualifiées bilieuses, muqueuses on pituiteuses.*

Ces messieurs ne sont-ils pas forcés de convenir que cette bile, qu'ils regardent comme si *balsamique*, est capable de produire les plus grands maux ? Ne sont-ils pas contraints d'avouer que si cette humeur peut produire des irritations locales, comme je crois l'avoir démontré, elle sera susceptible de faire de très-grands ravages, quand elle passera, ainsi que le dit Finke dans le torrent de la circulation ?

M. Broussais ne doit-il pas dire avec nous que l'irritation était, chez les malades de Finke, sous la dépendance d'une cause honorable, puisqu'elle cessait aussitôt que cette cause était évacuée spontanément ? Et s'il en

(1) Voyez la traduction de Lugol.

3.

avait été autrement, n'est-il pas incontestable que la maladie, déjà ancienne, aurait été accompagnée d'une diarrhée d'autant plus grave, que la phlegmasie aurait été plus profonde ? Cela n'est-il pas démontré par les beaux faits consignés dans l'ouvrage de Pujol (1), et surtout par ceux qu'on trouve dans l'histoire des phlegmasies chroniques ? Or , à mesure que la fièvre se prolongeait, les malades devenaient plus tristes et plus irascibles, la constipation devenait plus opiniâtre : donc il n'y avait pas d'inflammation intestinale, donc la fièvre tenait à une autre cause qu'à l'irritation phlogistique. Faudrait-il en donner la preuve bien convaincante ? Je la trouve dans les bons effets des purgatifs, qui, en évacuant avec plus ou moins d'abondance les malades, faisaient disparaître le mouvement fébrile, absolument de la même manière que les évacuations spontanées. Or , les faits rapportés par le docteur Broussais font voir que les inflammations des voies digestives acquièrent un degré d'activité beaucoup plus considérable, par l'action des purgatifs et des autres irritants, tandis que ceux de Tissot, de Stoll,

(1) Essai sur les inflammations chroniques des viscères.

confirment la bonté des observations de Finke, qui, au reste, a vu survenir des récidives fréquentes de la fièvre bilieuse, faute d'évacuations suffisantes; ce qui n'avait pas lieu quand on avait soin de débarrasser le canal intestinal des matières impures qu'il pouvait contenir.

On peut donc avancer, avec toute assurance, que l'inflammation, indépendante de tout autre agent, n'est pas constamment la cause de la faiblesse et du mouvement fébrile qui se prolongent avec activité, puisque nous venons de voir qu'ils peuvent être l'effet d'une cause matérielle, agissant sur le canal intestinal, et peut-être dans la vésicule du fiel. Mais nous ne quitterons point cette question sans faire remarquer que M. Broussais, entièrement livré au solidisme, ne pouvait point admettre de cause matérielle dans les fièvres, sans détruire l'édifice qu'il avait l'intention de construire. Nous verrons par la suite que cet auteur a le talent de rattacher toute la doctrine médicale à la classe des inflammations, et que son objet est de prouver que tous les faits historiques qui nous ont été transmis, ont été *mal vus, incomplétement examinés, et analysés avec peu de méthode.*

Je reviens maintenant au principe de M. Hernandez, relatif à la fétidité des excrétions, et je dis qu'il est infiniment trop général ; puisque l'observation journalière nous prouve que cette fétidité est le résultat de causes bien différentes de la débilité. M. Broussais a dit, avec beaucoup de raison, qu'elle pouvait être en rapport direct avec le degré d'irritation; et, certes, je ne pense pas que personne soit tenté de le contredire à cet égard ; mais on peut lui reprocher d'avoir trop généralisé cette idée, et d'avoir *insinué* que cette fétidité est le produit constant de l'irritation inflammatoire des tissus organiques. Il n'ignore pas cependant que, dans les fièvres bilieuses, et surtout dans les putrides ou adynamiques, non-seulement les selles, mais encore les urines, l'haleine, la salive et les sueurs, sont quelquefois si infectes, qu'il est difficile, et même impossible, de supporter leur odeur. Or, si ces fièvres peuvent exister sans inflammation, il est évident que celle-ci ne doit pas être regardée comme la cause première de la puanteur des excrétions.

Elle doit nécessairement être attribuée à d'autres circonstances qu'il n'est pas toujours facile de déterminer, mais qu'on peut reconnaître, soit en se pénétrant bien de la constitution des sujets et des phénomènes morbides qu'ils présentent, soit en étudiant attentivement l'action des médicaments qu'on met en usage. En résultat, il ne s'agit donc que de savoir si les fièvres dites *adynamiques* et *bilieuses* sont le produit d'irritations inflammatoires locales, ou si elles peuvent exister d'une manière essentielle. M. Broussais les considère comme symptomatiques dans tous les cas, et moi j'ai la conviction qu'elles peuvent avoir lieu indépendamment de toute autre maladie. Nous tâcherons par la suite d'exposer les motifs de notre croyance, et de faire voir que notre auteur n'a pas été aussi analytique qu'il a l'air de le penser.

Jusqu'à présent nous avons vu qu'il a été parfaitement d'accord avec le docteur Hernandez, relativement aux principes de solidisme. Cela devrait nécessairement être, puisque toutes leurs idées médicales roulent sur l'altération primitive des différents tissus de l'économie vivante. Mais nous voici arrivés au point où M. Broussais va tonner vigoureusement contre le docteur Hernandez, et lui prouver, d'une part, que sa classification des typhus est absolument insignifiante ; de l'autre, qu'il confond les maladies entre elles, et rapproche, sans ordre ni méthode, les symptômes d'une maladie de ceux qui appartiennent à d'autres dont la nature est très-différente.

A l'exception de la fièvre inflammatoire, sur laquelle M. Hernandez n'établit aucune espèce de discussion, par cela même qu'elle est avouée de tous les écrivains, il comprend toutes les fièvres que nous connaissons, sous la dénomination de typhus; terme qui, selon lui, indique *un affaiblissement marqué essentiel de tous les systèmes principaux de l'organisme, ou au moins de quelques-uns d'entre eux.*

Or, comme la faiblesse peut exister à la fois dans tous les systèmes, ou affecter principalement l'un d'entre eux, il en résulte qu'il y a un *typhus général*, un *typhus nerveux*, un *typhus musculaire*, un *typhus lymphatique.*

Le premier genre simple comprend la plupart des fièvres nerveuses, la plupart des fièvres pestilentielles et synoques putrides des anciens, les fièvres hectiques et inflammatoires malignes.

Le deuxième se compose des fièvres putrides ou adynamiques pures, d'un grand nombre de fièvres pestilentielles malignes, de synoques, de fièvres inflammatoires ardentes ét malignes des anciens et des modernes.

Dans le troisième genre se rangent les fièvres pituiteuses, muqueuses, catarrhales, asthéniques, la vraie phthisie muqueuse, plusieurs fièvres hectiques, la seconde période fébrile des rougeoles, et quelques hydropisies. Enfin, le typhus général se compose de la réunion de ces typhus simples.

M. Broussais fait parfaitement sentir le ridicule d'une telle classification, qui, aux yeux de tout homme sensé, paraîtra d'une absurdité d'autant plus grande, que son auteur confond souvent des maladies très-différentes, et fait entrer dans la même description les phénomènes les plus disparates, sans faire remarquer que la cause qui leur donne naissance est loin d'être constamment identique.

Typhus nerveux.

Il suffit de lire la description que M. Hernandez donne de ce qu'il appelle le *Typhus nerveux*, pour être bien convaincu de cette dernière vérité, attendu qu'on y rencontre des symptômes qui appartiennent très-fréquemment aux irritations inflammatoires générales, et surtout membraneuses. Or, s'il en est ainsi, il est bien évident que tous les caractères indiqués par M. Hernandez, comme propres aux fièvres ataxiques, *ne sont pas uniquement dépendants de l'affaiblissement essentiel des principaux appareils de l'économie vivante, et particulièrement du système nerveux.* Mais faudrait-il dire avec le docteur Broussais « que la fatigue, la morosité, l'irri- » tabilité, le malaise, l'inappétence, la varia- » tion dans la température de la peau et dans » les excrétions, » que M. Hernandez regarde comme les phénomènes précurseurs du typhus nerveux, et comme l'effet immédiat de la faiblesse des organes, sont constamment le produit de la douleur d'un viscère, et qu'en conséquence ils peuvent se dissiper, dans tous les cas, par l'emploi des plus légers moyens? Ne serait-ce pas là une proposition non-seulement hasardée, mais encore *fausse;* puisqu'il est d'observation que ces phénomènes morbides existent dans une foule de cas, indépendamment de toute irritation phlogistique?

En examinant le premier degré du typhus nerveux, M. Broussais paraît beaucoup plus affirmatif, et nous dit positivement que *cet état de fébricule, ces frissons vagues, ces chaleurs sèches, cette faiblesse, cette vivacité insolite des sensations, cet état de douleur des principaux appareils* (1)*, avec tremblement, faiblesse musculaire, céphalalgie, dégoût,* dont parle M. Hernandez, sont précisément à ses yeux la preuve qu'il n'existe pas de vrai typhus, mais qu'il y a tout *simplement* une *irritation*, ce qui est pour lui la même chose qu'une inflammation.

Cette manière de voir, le conduit à proposer pour toute méthode de traitement la diète et l'eau, dont les effets doivent démontrer à M. Hernandez *qu'il ne faut rien de plus pour guérir son typhus nerveux, pour remonter par consé- quent avec promptitude les forces vitales, pour ranimer l'appétit, et enfin pour faire dispa- raître sans retour l'appareil fébrile.* Si cepen- dant il y avait une désorganisation des vis- cères, il ne faudrait pas concevoir, dit-il, l'espérance du rétablissement des malades.

On pense bien que puisque M. Broussais assimile le premier degré du typhus nerveux (fièvre ataxique) à la première période des inflammations, et particulièrement de celles qui ont leur siége dans le système gastrique,

(1) Il n'y a pas un seul endroit dans l'ouvrage de M. Hernandez où il soit fait mention de *la douleur des principaux appareils.*

il doit, pour être d'accord avec lui-même, considérer le degré suivant, comme l'effet immédiat de la même cause, devenue encore plus intense, soit spontanément, soit par l'action des médicaments incendiaires. Dès lors la faiblesse et la prostration extrêmes, la somnolence ou l'état comateux, etc., sont pour lui des témoignages évidents de la souffrance extrême des organes, et de l'état d'oppression où se trouvent les forces vitales. Or, si dans le premier degré de la maladie, les antiphlogistiques étaient nécessaires, indispensables même, à plus forte raison faut-il les mettre en usage lorsque l'irritation ou inflammation est parvenue au point de faire craindre la désorganisation des tissus qui en sont le siége. Tels sont les raisonnements par lesquels le docteur Broussais croit faire voir, non-seulement la fausseté des principes consignés dans l'ouvrage de M. Hernandez, mais encore l'absurdité des descriptions du typhus nerveux, qu'on trouve dans d'autres ouvrages modernes de pathologie. Il ne s'agit maintenant que de consulter l'expérience, et d'examiner si ses beaux résultats sont d'accord avec *la doctrine des irritations inflammatoires.*

Il n'est peut-être pas d'observateur qui

n'ait remarqué que , dans certaines inflammations , et spécialement dans celles qui se fixent
dans les différentes membranes , les phénomènes sympathiques peuvent devenir extrêmement nombreux , et revêtir des formes si
diverses, qu'ils simulent souvent d'autres maladies , dans lesquelles des accidents à-peu-
près semblables se développent , quoiqu'ils
soient l'effet d'une cause bien différente de
l'inflammation. C'est ainsi que dans les péritonites, les phrénésies, les gastrites , les entérites , on voit survenir du délire , de la
rougeur dans les yeux , le strabisme , des
spasmes musculaires plus ou moins violents ,
des tremblements généraux et partiels , un
abattement profond des forces vitales , des
sueurs froides ou chaudes , la petitesse , la
fréquence et la débilité du pouls , etc. Mais
pour peu que ces mêmes observateurs aient
vu des malades, pour peu sur-tout qu'ils aient
fréquenté les hôpitaux , où les fièvres de mauvais caractère se manifestent , soit sans l'influence des causes miasmatiques , soit par l'action de tout autre agent , ils se seront convaincus que , dans tous les cas de délire , de
convulsions , de tremblements généraux et
partiels , etc. , il n'existe pas des gastrites, des

entérites, des péritonites, des phrénésies, ainsi que M. Broussais s'efforce de nous le faire accroire. Ils auront vu que si, dans une foule de circonstances, on fait disparaître ces phénomènes morbides par l'emploi des plus puissants antiphlogistiques et des révulsifs, on parvient aussi à les maîtriser en mettant en usage des médicaments dont le mode d'action est tout-à-fait différent, et qui ont la propriété de stimuler les organes, et par conséquent d'accroître leur énergie, ainsi que le degré des irritations existantes. Or, les maladies où l'on obtient ces heureux résultats, sont précisément celles qu'on a désignées sous le nom de *fièvres ataxiques*, de *fièvres malignes*, de *typhus nerveux*. Faudrait-il rapporter des observations particulières pour persuader à notre auteur que ces guérisons ont été obtenues au moyen du quinquina, du camphre, des antispasmodiques et même des spiritueux ? Faudrait-il lui dire que j'ai fait disparaître un délire, en quelque sorte phrénétique, par l'emploi pur et simple de pareils médicaments ? Que c'est par eux que le colonel Lorrain a été guéri d'une fièvre ataxique, accompagnée d'une strangurie des plus douloureuses, de délire et de mouvements convulsifs fort extraordinaires. Que M. Blot, avoué en première instance, et M. Beaulieu, lamineur de plomb, ont été également débarrassés de la même fièvre qui, chez le premier, existait sous la forme cholérique et convulsive; et, chez le second, sous les apparences épileptiques. Faudrait-il enfin que je fisse mention d'une fièvre maligne que le brave général Ducos vient d'éprouver, et que j'ai traitée heureusement de concert avec M. Roche et avec l'approbation du professeur Desgenettes, par les stimulants les plus énergiques? Non, il est inutile de chercher à convaincre M. Broussais, qui a résolu, quoi qu'on en dise, de considérer toutes les maladies comme des inflammations, ou comme le résultat d'irritations inflammatoires; qui a l'air de regarder comme un ennemi personnel quiconque n'adoptera pas, *niaisement et in globo*, toutes les propositions générales qui se trouvent dans son ouvrage, et qu'il regarde comme des vérités fondamentales. Il désire ardemment qu'on écrive contre sa doctrine; mais ce n'est que pour avoir l'occasion de tonner en sa faveur plus fortement qu'il ne l'a fait jusqu'à présent. Son intention n'est pas de concéder quelque chose à ses adversaires. Leurs raisonnements seraient-ils appuyés sur l'expérience la plus rigoureuse, qu'il chercherait toujours à les combattre, *bien persuadé que l'histoire applaudira à sa résolution ?*

En attendant cette époque qui, j'espère, est encore très-éloignée, nous croyons devoir tirer cette conséquence de ce que nous avons dit relativement aux fièvres ataxiques. Que MM. Hernandez et Broussais ont également tort de regarder les phénomènes nerveux qui peuvent accompagner l'état fébrile, comme l'effet d'une cause identique. L'un n'a pas plus de raison de les attribuer constamment à la faiblesse, que l'autre de les considérer comme le résultat infaillible de l'irritation inflammatoire des organes, et spécialement du cerveau et du canal intestinal. Les succès qu'on obtient par l'usage des antiphlogistiques d'une part, et par les toniques de l'autre, prouvent évidemment que ces deux opinions sont exagérées. Les ouvertures des corps ont fait voir d'ailleurs qu'on a souvent pris pour des fièvres dites ataxiques, ce qui n'était que des inflammations viscérales ou membraneuses ; tandis que de véritables fièvres nerveuses ont été considérées, mal-à-propos, comme des phlegmasies céphaliques ou abdominales. J'ai fait voir, il y a quatre ou cinq ans, dans la Bibliothèque médicale , que ces. sortes de méprises pouvaient être commises par les plus illustres praticiens. L'observation que j'y ai consignée est un témoignage irrécusable des effets funestes de la saignée dans les fièvres de ce genre. Or, si elles n'étaient autre chose que des inflammations, il est bien évident que les évacuations de sang, loin d'être fâcheuses ou fatales, seraient, au contraire, très-salutaires.

Si M. Broussais s'était attaché à recueillir des faits de cette nature, qui certainement se sont offerts à son observation; s'il avait pris la peine de les comparer avec ceux qui peuvent leur ressembler par les signes extérieurs, quoiqu'ils reconnaissent des causes différentes; il aurait fait assurément un travail bien plus utile, qu'en nous donnant des explications *forcées bien que très-physiologiques.* Mais il a trouvé plus commode de nous dire que *la fièvre dite ataxique , le délire , l'activité insolite des sens, la faiblesse ,* etc., qui l'accompagnent très-souvent, devaient être rapportés *à l'inflammation des membranes muqueuses ou des sens internes*

4

mobiles des sympathies et des grands mouve-
ments. Si vous lui demandez dans quelle région des membranes muqueuses l'inflammation existe positivement, il vous répondra,
dans les *membranes muqueuses ,* et quand
vous chercherez à lui démontrer que ces prétendues phlegmasies disparaissent sous l'influence des toniques les plus énergiques, il
vous dira que l'organe souffrant était éloigné
de l'estomac, et que les stimulants ont agi
révulsivement , en déplaçant l'irritation. Si
l'inflammation se trouve dans l'estomac ou
dans les intestins, et qu'on la traite avec succès par le quinquina , le camphre, le bon vin ,
alors M. Broussais se trouvera un peu embarrassé pour se rendre raison de ce fait; mais
comme il veut rester inébranlable dans son
opinion, il vous dira, *spirituellement,* que ce
n'est pas la première fois qu'on a guéri des
inflammations par les irritants, et il vous ci-
tera pour preuve *les embarras gastriques qu'on*
fait cesser en procurant le vomissement, au
moyen des antimoniaux ou de l'ipécacuanha.
S'il lui faut, au contraire, faire voir que les
gastrites sont le produit de l'irritation occasionée par l'émétique, il ne manquera pas de
donner des explications lumineuses, *qui toutes*

seront puisées dans les principes de la plus saine physiologique.

On voit, d'après cela, que notre auteur est un homme à grandes ressources, et que, quels que soient les obstacles qui se présentent devant lui, il a toujours assez d'adresse pour les surmonter.

Mais en voilà assez sur la fièvre ataxique ou le typhus nerveux, sur lequel nous serons peut-être obligés de revenir dans la suite, parce que le plan suivi par l'auteur nous y forcera. Examinons maintenant si les idées que M. Broussais a émises relativement au typhus musculaire, sont fondées sur des observations exactes et dégagées de toute espèce de prévention.

Typhus musculaire.

Plusieurs faits, recueillis avec le plus grand soin, et dont un a été rapporté dans la Bibliothèque médicale, année 1812, m'avaient convaincu qu'on donnait souvent le nom de fièvre adynamique (ou typhus musculaire de M. Hernandez), à des maladies qui reconnaissaient pour cause une extrême irritation du système circulatoire, des organes de la digestion, de la respiration ou autres. Il suffit, pour quelques personnes, d'observer *une couche fuligineuse sur la langue , de la prostration des forces et du délire ,* pour que tout de suite elles s'écrient *à l'adynamie ,* et qu'elles sentent la nécessité d'administrer les toniques les plus énergiques. Tel est, je crois, le cas de M. Hernandez, qui, dans sa description fastidieuse du typhus musculaire , prouve évidemment qu'il n'a pas su distinguer les vrais caractères de ce typhus d'avec ceux qui appartiennent à des maladies absolument différentes. Aussi M. Broussais s'est-il élevé avec force contre cette description, et a fait voir , d'après beaucoup d'autres, que l'état de faiblesse du système musculaire, n'est pas le signe caractéristique de ce typhus, puisque cette débilité peut exister non-seulement dans les fièvres nerveuses, mais encore dans toutes les inflammations portées à un très-haut degré. Mais, chose étrange, après avoir combattu avec succès l'auteur qu'il analyse; après avoir montré au doigt les fautes qu'il a commises, M. Broussais tombe lui-même dans une erreur extrêmement grave , en prétendant qu'au lieu de regarder les symptômes du typhus musculaire comme le produit de la faiblesse des organes, *il faut constamment les considérer comme le résultat d'une irritation inflammatoire.* Si je ne me trompe, c'est bien là éviter Charybde pour tomber dans Scylla. Les considérations, dans lesquelles nous allons entrer, en seront, j'espère, la preuve irrécusable.

En parlant des prodromes de la maladie, M. Hernandez prétend « que les fonctions » digestives se font mal; des aliments, diffi- » ciles à digérer, donnent facilement une » indigestion commencée ou complète, avec » ses symptômes. Le malade est sujet à une » diarrhée de matières liquides. Du fruit, un » verre d'eau, de lait, sur-tout quand on ne » les prend pas habituellement, un léger re- » froidissement, amènent une diarrhée avec » ou sans colique (1). »

Eh bien! croira-t-on que M. Broussais ne voit là *que des lésions morbides, où l'on reconnaît encore l'influence du système gastrique en état de surexcitation.* Il n'a pas osé prononcer le mot inflammation, parce que les symptômes phlegmasiques ne lui parais-saient pas sans doute très-évidents; mais comme le mot phlegmasie est pour lui synonymie *d'irritation et de surexcitation,* nous

____

(1) Essai sur le typhus, page 149.

savons à quoi nous en tenir sur ce dernier terme. Si l'on remarque, au reste, que notre auteur regarde les phénomènes précurseurs du typhus musculaire comme semblable à ceux du typhus nerveux, toute équivoque disparaîtra, puisque nous avons dit que les fièvres *dites nerveuses* ou *ataxiques*, n'étaient, selon lui, que des inflammations du canal intestinal. « La principale différence, dans ces
» deux maladies, se trouve dans la constitu-
» tion des sujets, ou bien elle provient de ce
» que l'irritation cérébrale n'est pas compli-
» quée avec la gastrique, comme il arrive quel-
» quefois dans le typhus nerveux. »

Quant aux faits qui viennent à l'appui de cette assertion, M. Broussais n'a pas cru devoir les faire connaître; il se contente de nous dire que « M. Hernandez laisse un grand
» vague sur toutes ces questions, malgré la
» précision minutieuse dont il se pique. » Il me semble cependant que ces faits n'auraient pas été superflus, puisqu'il s'agit d'un point très-important de pathologie, sur lequel l'auteur était extrêmement intéressé à jeter autant de lumière que possible. Mais, disons - le franchement, M. Broussais manquait d'observations particulières; et, comme il nous as-

sure que tous les phénomènes fébriles sont l'effet des fluxions sanguines dont le siége principal est dans l'estomac, il a été contraint d'avancer *vaguement* que la différence entre les fièvres ataxiques et adynamiques consistait en ce que, dans celles-ci, la *céphalite* ne compliquait pas l'inflammation du gaster, comme il arrive dans le typhus nerveux.

M. Broussais nous paraît infiniment plus raisonnable quand il discute sur les caractères que M. Hernandez regarde comme propres au typhus musculaire, quoiqu'il soit de toute évidence qu'ils peuvent dépendre d'un excès d'irritation ou d'une inflammation. Il ne conçoit pas que *l'irritabilité très-augmentée du système musculaire, une chaleur vive, mordicante, brûlante, le pouls fréquent, vif et dur, l'haleine chaude, la sécheresse et l'aridité de la langue, la soif extrême, l'appétence pour les boissons froides et acides,* puissent être compris dans les symptômes d'une maladie dont la faiblesse des tissus est la cause. Certes, on doit convenir que c'est une étrange manière de peindre l'asthénie *essentielle* de l'économie, que de lui donner pour attributs des phénomènes dépendants d'un excès d'irritation. Il faudrait être, comme le dit M. Broussais, entièrement étranger à toute physiologie, et même à la pathologie, pour ne pas s'apercevoir que cette description de M. Hernandez est un vrai *galimatias* où personne ne peut se reconnaître, et qui, si elle était fondée sur l'observation des faits, nous conduirait à cette conséquence, « *que pour avoir le pouls* » *vif et dur, la chaleur brûlante et âcre,* *la* » *langue très-rouge, l'haleine chaude, il faut* » *que le cœur soit atteint d'une faiblesse pro-* » *fonde.* »

Mais disons plutôt que le docteur Hernandez n'a pas fait assez d'attention qu'il y avait des fièvres inflammatoires et même bilieuses, dans lesquelles il se manifeste des symptômes qui peuvent simuler l'adynamie, mais qui toujours coïncident avec des phénomènes annonçant une stimulation plus ou moins vive (1).

(1) Je citerai pour preuve de cette vérité l'observation suivante qui, en 1812, fut insérée dans la Bibliothèque médicale.

Un boulanger, âgé de 19 ans, d'un tempérament sanguin et d'une forte constitution, fut atteint, le 14 du mois de septembre 1808, d'un violent mal de tête et d'une démangeaison vive dans tout le corps avec chaleur dans les urines. Le soir il éprouva un frisson qui dura quelques instants et fut suivi de chaleur et

Bien plus, il est des circonstances où des inflammations locales s'accompagnent d'une réaction générale, d'autant plus forte que

d'une sueur copieuse qui ne procura aucun soulagement.

Dans la nuit, la bouche devint amère, pâteuse, et la céphalalgie prit un nouveau degré d'intensité. Il survint des vertiges, des nausées et une douleur sourde dans la région épigastrique. La soif était très-intense, et l'appétit nul depuis deux jours. Le deuxième jour le malade entra à l'Hôtel-Dieu, et présenta l'état suivant : toute la surface du corps était rouge et particulièrement la figure, les oreilles et les conjonctives. Il était dans un état de moiteur ; ses yeux étaient vifs et supportaient difficilement la lumière ; les veines des membres et de la tête étaient saillantes, la langue légèrement blanchâtre et humide sur les bords. L'appétit était nul et la soif moins vive que la veille ; la bouche était amère et l'épigastre douloureux, surtout vers l'orifice cardiaque. La respiration était un peu gênée, quoique le malade n'éprouvât ni chaleur ni douleur dans le thorax, et qu'il pût se coucher sur les deux côtés, le pouls offrait de la fréquence et de la plénitude sans dureté ; quelquefois il était rebondissant comme dans les préludes des hémorrhagies nasales, les jambes et les cuisses étaient douloureuses et faibles, les facultés intellectuelles parfaitement libres, la chaleur de la peau haliteuse, et les urines rougeâtres sans être sédimenteuses. (Tisane de chiendent avec sirop de limon, lavement émollient.)

Le troisième jour la langue était plus sèche et un peu

l'organe enflammé est plus irrité, plus sensible, et a des liaisons plus étroites avec le reste de l'économie. A mesure que la fièvre aug-

roussâtre sur le centre, la blancheur des bords avait disparu, la peau était un peu sèche sans être trop chaude ni rouge ; le pouls présentait de la fréquence et un peu de faiblesse, mais il était régulier. Quand on disait au malade de se lever, il le faisait sans aucune peine, quoiqu'il fût constamment couché sur le dos. Les urines n'avaient éprouvé aucun changement, elles étaient peu abondantes. (Même traitement.)

Le quatrième jour, il y avait un peu de délire, le malade répondait mal aux questions qu'on lui adressait, parlait tour-à-tour et vaguement de son père, de sa mère, de son pain, de sa maîtresse ; la langue était brunâtre sur le centre, les dents couvertes d'un enduit visqueux et roussâtre ; le malade était couché en supination, mais ses yeux étaient vifs et sa voix ferme : il se mettait sans peine sur son séant, et y restait quatre ou cinq minutes sans trembler. Cependant le pouls était faible et quelquefois irrégulier, la peau sèche et un peu chaude, l'haleine n'était pas fétide. (Tisane de chiendent acidulée avec l'eau de Rabel, décoction de quinquina, lavement camphré.)

Le cinquième jour et le sixième point de changement remarquable, si ce n'est que la peau devint moite.

Le huitième jour les facultés intellectuelles étaient libres, et le malade répondait bien aux questions qu'on lui faisait ; la langue était encore moins brunâtre que la veille ; il demandait des aliments.

mente, la *faiblesse d'oppression fait des progrès proportionnés*, les malades restent couchés sur le dos, leur langue, les dents et les

Le neuvième, les urines déposèrent un sédiment rougeâtre qui soulagea le malade. Le pouls était encore fréquent, mais un peu moins faible.

Le dixième, le malade se leva pour aller à la garde-robe, dans un moment où les croisées de l'hôpital étaient ouvertes; quelques heures après il fut pris de douleurs de tête et de dents très-violentes. M. Bosquillon le vit alors pour la première fois, et lui fit pratiquer deux saignées qui, loin d'occasioner une récidive de la maladie, produisirent un bien manifeste. En effet la couche brunâtre disparut le lendemain, le pouls se releva dès le soir même, et la figure du malade paraissait riante. Il entra en convalescence quatre jours après les saignées, et fut parfaitement guéri le vingt-cinquième jour de la maladie.

Voici maintenant les réflexions que je joignis à cette observation pour faire voir que la fièvre était inflammatoire dans son principe et qu'elle conserva ce caractère jusqu'à la fin.

Cette fièvre était-elle véritablement adynamique, ou bien n'était-elle qu'une fièvre inflammatoire grave? Pour donner la solution de cette question, je crois qu'il est nécessaire de remonter, 1° à l'origine de la maladie; 2° d'analyser les différents symptômes qui se sont présentés pendant son cours; 3° d'examiner les effets des moyens qu'on a mis en usage pour la com-

lèvres deviennent d'abord très-sèches, con-
tractent bientôt après une couleur roussâtre ,
qui ne tarde pas à passer au brun et enfin au

battre ; 4° enfin de faire attention à la rapidité de la
convalescence.

Origine de la maladie.

Je ne doute point que l'affection ne fût purement inflammatoire dans le commencement, puisque tous les
phénomènes qui se manifestent ordinairement dans les
fièvres angioténiques, étaient parfaitement dessinés;
tels que la rougeur de la peau , et particulièrement de
la face et des oreilles, la sensibilité des yeux , le gonflement des veines , la plénitude du pouls, la couleur
rougeâtre des urines, etc. Ce n'est à proprement parler
que le quatrième jour, que la fuliginosité de la langue,
l'enduit visqueux des dents, le délire taciturne, la faiblesse du pouls et le coucher en supination existaient et
firent soupçonner que la fièvre était putride ou adynamique.

Analyse des symptômes.

Mais cette métamorphose s'était-elle réellement opé-
rée ? Je suis loin de le croire, attendu que ces symptômes n'étaient point accompagnés de plusieurs autres
qui sont essentiels aux fièvres adynamiques., et que
d'ailleurs on observe assez fréquemment la fuliginosité
de la langue, des dents et des lèvres dans les fièvres
inflammatoires très-graves. Chez le malade qui a fait le

noir. Le délire se met souvent de la partie, et le pouls devient parfois si faible et si con-

sujet de cette observation, on ne remarquait point de faiblesse dans les muscles, ou plutôt de prostration, puisqu'il pouvait se lever et s'asseoir sur le lit sans vaciller ; on ne voyait pas non plus que l'haleine eût de l'odeur, tandis que dans les vraies fièvres adynamiques elle est constamment plus ou moins fétide. Remarquons en outre que les personnes atteintes d'une fièvre putrides ont presque toujours les yeux tristes et chassieux, la voix plus ou moins tremblante et la chaleur de la peau peu élevée. Or, chez notre malade les yeux présentaient de la vivacité, la voix n'était pas altérée, la chaleur de la peau était constamment un peu élevée, et le plus souvent haliteuse. Par conséquent la fièvre conservait encore son caractère primitif. Cette conclusion ne paraîtra pas du tout hasardée si l'on fait attention que le neuvième jour de la maladie, les urines déposèrent un sédiment rougeâtre, chose qui n'arrive jamais que dans les fièvres adynamiques essentielles.

Examen des deux méthodes de traitement.

Si nous examinons maintenant les deux méthodes de traitement qui ont été mises en usage, nous voyons d'une part que les toniques n'ont pas été désavantageux et que même ils paraissent avoir été utiles, puisque vers le septième jour la langue commençait à se nettoyer ; qu'au huitième le délire avait cessé, et qu'enfin le malade réclamait des aliments, quoique la langue fût encore brunâtre.

centré, qu'on a de la peine à *distinguer* les pulsations des artères.

D'un autre côté nous remarquerons que les saignées pratiquées le dixième jour, époque où la fièvre persistait encore, furent évidemment salutaires ; attendu que la croûte fuligineuse de la langue disparut bientôt, que le pouls au lieu de s'affaiblir se releva, et que finalement le malade entra en convalescence quatre jours après. D'où l'on peut inférer, je pense, que l'état de bien-être du malade vers le huitième et neuvième jours n'était pas dû à l'action des toniques ; car s'il en avait été ainsi, l'affection fébrile aurait nécessairement augmenté après les deux saignées, le pouls serait devenu faible et la prostration complète. *

Convalescence.

Quant à la convalescence, jamais on ne voit, dans les fièvres putrides, qu'elle soit aussi rapide ; les malades se rétablissent d'une manière lente, successive et pénible ; ils traînent souvent pendant des mois entiers, lors même que la fièvre n'a duré qu'une quinzaine de jours : c'est la longueur de la convalescence qui forme un des grands caractères des fièvres adynamiques.

* *N. B.* Quand on sait que les différentes espèces de quinquina qu'on possède dans les hôpitaux de Paris, et sur-tout à l'Hôtel-Dieu, sont de très-mauvaise qualité, on ne doit pas être surpris qu'ils ne nuisent pas dans les fièvres inflammatoires. D'ailleurs, il paraît que les pharmaciens les économisent autant que possible, puisque les décoctions qu'on donne aux malades ne diffèrent presque pas de l'eau ordinaire.

Dans cet état de choses, on voit des médecins qui, sans égard à la souffrance des organes, et ne voyant que les symptômes d'adynamie, recourent avec un grand empressement aux toniques les plus forts ; et comme après leur administration les accidents s'aggravent ; comme la faiblesse devient plus profonde, ils se persuadent que cela tient à la marche naturelle de la maladie, et que par conséquent il faut augmenter les doses du quinquina et des autres substances corroborantes. Ils les augmentent en effet avec profusion ; mais qu'arrive-t-il ? C'est que le malade ne tarde pas à succomber au milieu des douleurs les plus horribles. A l'ouverture du corps, on s'aperçoit de l'erreur grossière dans laquelle on est tombé, ou bien on vous dit *bonnement* que la fièvre adynamique était compliquée d'inflammation, et que dès lors il n'est pas étonnant que les toniques aient été infructueux. On ne se doute pas qu'on a traité une adynamie symptomatique, qui se serait très-bien dissipée, si, au lieu des stimulants, on avait mis en usage les antiphlogistiques de toute espèce. De pareilles méprises peuvent être le partage de tout le monde, parce que tout le monde peut être inattentif ; mais elles sont sur-tout commises par les partisans fanatisés de Brown et de sa doctrine : aussi est-il plus que probable que M. le docteur Hernandez ne les a pas toujours évitées. Qui pourrait douter, par exemple, que M. Petit, médecin de l'Hôtel-Dieu, ne prenne tous les jours un mouvement fébrile symptomatique pour une fièvre essentielle ? Sa prétendue fièvre entéro-mésentérique n'est évidemment autre chose qu'une inflammation intestinale, qui s'accompagne d'une réaction générale, d'autant plus forte, qu'on l'irrite davantage par l'alcohol, l'acétate d'ammoniac, le camphre et l'extrait de quinquina. L'adynamie qui se développe plus ou moins long-temps après l'administration de ces médicaments, est une conséquence nécessaire de leur action permanente, ainsi que l'a très-bien démontré M. Gouyer-Laprugne, qui s'est appuyé des beaux faits consignés dans l'histoire des phlegmasies chroniques (voyez sa thèse).

Mais de ce que l'adynamie peut être symptomatique, de ce qu'elle résulte souvent de l'irritation des viscères du bas-ventre, et plus spécialement de l'estomac et des intestins, s'ensuit-il, d'une manière rigoureuse, qu'il faille regarder le typhus musculaire de M. Her-

nandez (fièvre adynamique des auteurs modernes) comme le résultat constant de l'inflammation intestinale ? Ne possédons-nous
pas une multitude de faits qui ne laissent aucun doute sur l'existence essentielle de cette
maladie (1), qu'il serait aussi dangereux de

(1) Je pourrais rapporter plusieurs observations qui me
sont propres pour prouver ce que j'avance ; mais comme
l'on pourrait me supposer capable de les faire cadrer
avec mes idées, je préfère exposer un fait bien détaillé
qui m'a été communiqué par mon confrère et ami le
docteur Vignes, ancien médecin des armées.

Un jeune soldat de la grande armée d'Allemagne
(1809), âgé d'environ 21 ans, d'une taille avantageuse
et d'une grosseur proportionnée, d'un tempérament
lymphatique, ayant la peau blanche et le tissu cellul-
laire assez abondant, fut apporté à l'hôpital militaire
de Krems, où j'étais chargé d'un service médical.

Le temps était pluvieux et froid depuis plus d'un
mois. Les troupes avaient fréquemment bivouaqué et
ressenti de grandes fatigues. Je ne pus savoir depuis
quand ce militaire était malade, ni ce qu'on lui avait
fait. On me dit seulement que ses camarades qui l'a-
vaient apporté, le croyaient affecté depuis dix jours,
ce qui me parut assez probable, d'après l'état où il se
trouvait.

A ma première visite, il était couché en supination,
ne faisant aucun mouvement, ayant la bouche béante
et enduite, dans toute son étendue, d'une couche épaisse
de fuliginosité. La langue n'était pas très-sèche, et la

traiter par la saignée et les adoucissants, que de combattre l'adynamie, que j'appellerai volontiers inflammatoire, avec le quinquina, le

peau plutôt froide que chaude, couverte de pétéchies lenticulaires, d'un rouge foncé ou violacé. Le pouls, à peine sensible, était mou, lent et intermittent. La respiration extrêmement faible et rare ; légers soubresauts dans les tendons.

La gravité de cette maladie ne me permettait guère d'espérer la guérison de ce militaire, que je soumis néanmoins à l'usage des toniques, tant internes qu'externes. *Ma première prescription fut une forte décoction de quinquina et une infusion de serpentaire de Virginie, pour boissons ordinaires. Dans chacune de ces boissons je fis entrer une once d'acétate d'ammoniaque liquide. De plus, j'ordonnai quelques petites doses de vin pur, deux potions antiseptiques du formulaire des hôpitaux militaires, avec addition de trois gros d'acétate d'ammoniaque, un demi gros d'éther, et 14 gouttes d'alcohol camphré. Deux sinapismes aux pieds, et des frictions camphrées le long de la colonne vertébrale.*

Le soir, il était à-peu-près dans le même état que le matin. On avait cependant observé que la contractilité musculaire se rétablissait un peu. Le lendemain *mieux sensible*, et néanmoins le malade ne parlait point encore, *mais il voyait ceux qui l'entouraient et faisait des mouvements pour prendre les boissons. Le pouls était relevé et la respiration était moins lente.* Il paraissait avoir peu de soif ; les sinapismes avaient opéré vin et d'autres moyens qui jouissent à-peu-près des mêmes propriétés ? Je conviens que les fièvres adynamiques primitives sont beau-

une légère rougeur de la peau. (Trait. : *Mêmes boissons, augmentation de l'acétate d'ammoniaque, dont la dose est portée à 3 onces et demi. Nouveaux sinapismes, deux vésicatoires aux jambes.*

Le 3ᵉ jour de son entrée, 13ᵉ supposé de la maladie, ce soldat était beaucoup mieux; la bouche ne restait plus béante, l'enduit fuligineux s'humectait, et le bout de la langue commençait déjà à être propre. Le pouls était plus élevé, plus ferme, plus égal que les jours précédents; mais il était encore facile à déprimer. La peau était un peu plus chaude et les pétéchies d'un rouge plus éclatant. Les vésicatoires n'avaient produit presque aucun résultat, tandis que les sinapismes avaient rougi assez fortement la peau. (Même traitement.)

Le 4ᵉ jour, tout était dans le meilleur état; la bouche se nettoyait de plus en plus, les pétéchies disparaissaient insensiblement, le pouls se remontait, la respiration était moins rare, et la chaleur de la peau naturelle. Le malade articulait facilement. (Traitement. On diminue la dose de l'acétate d'ammoniaque, on supprime une potion antiseptique et tous les excitants externes. Les derniers vésicatoires avaient déterminé la formation de petites cloches.)

Du 5ᵉ au 7ᵉ jour de l'entrée du malade à l'hôpital, 15ᵉ ou 17ᵉ supposé de la maladie, selles assez abondantes mucoso-putrides, qui procurent un peu de faiblesse.

coup plus rares qu'on ne l'a-pensé jusque aujourd'huï; mais je suis autorisé à soutenir
qu'on les rencontre assez fréquemment, et
que c'est commettre une erreur très-grave que
de ne pas les admettre.

Elles ont, à la vérité, une physionomie
bien différente de celle que M. Hernandez
leur assigne : les malades qui en sont atteints
n'ont pas, comme le dit cet auteur, la *langue
rouge, les yeux injectés de sang, la face
animée, la chaleur de la peau très-âcre, le
pouls fréquent et dur, une soif ardente et une
appétence extrême pour les boissons froides ;
ils ne font pas des efforts pour sortir du lit,
en exprimant par là la chaleur qui les dévore ;
« ils sont, au contraire, couchés tranquille-
» ment sur le dos ; si on les fait lever, ils ne*

Depuis lors, retour graduel des forces, disparition
entière des pétéchies et de l'enduit fuligineux de la
langue. (On diminue beaucoup les doses des médicaments.)

10e jour de son entrée à l'hôpital, le malade entre
en convalescence. Il désire des aliments ; on lui accorde
du riz matin et soir.

15e jour le mieux continue ; quart de portion de
pain : décoction de quinquina et du vin.

30e jour de son entrée, il sort de l'hôpital et va joindre
son régiment.

» peuvent se tenir sur leur séant ; ils sont va-
» cillants et étourdis comme dans l'état d'i-
» vresse ; leur langue est brunâtre ou noire,
» ainsi que les dents et les lèvres ; les yeux
» injectés, mais les vaisseaux capillaires sont
» plutôt d'un rouge terne qu'éclatant ; la
» face a un aspect terreux et pâle ; la chaleur
» de la peau est le plus ordinairement comme
» dans l'état naturel, et souvent même au-
» dessous de l'état de santé ; le pouls est très-
» faible, facile à déprimer, peu ou point fré-
» quent ; la soif est nulle très - souvent, lors
» même que la langue est sèche, tandis que
» d'autres fois elle est assez vive, sur-tout dans
» les premiers jours ; en général, les malades
» boivent ce qu'on leur donne, sans faire la
» moindre attention ni au goût ni à la tempé-
» rature des boissons, au moins lorsque la
» maladie est déjà avancée. Le délire est tou-
» jours taciturne ; les malades balbutient plu-
» tôt qu'ils n'articulent les paroles ; mais cette
» difficulté de prononcer provient le plus sou-
» vent de la difficulté qu'ils ont à remuer leur
» langue trop desséchée ; s'ils vont à la selle,
» c'est presque toujours involontairement, et
» les matières qu'ils rendent sont ordinaire-
» ment d'une extrême fétidité. Il en est de

» même des autres sécrétions et exhalaisons.
» Souvent le ventre est météorisé et plus ou
» moins tendu, tandis que parfois il est empâté
» et mollasse. Il est fort rare que la sensibilité
» ne soit pas diminuée, et que, dans les cas
» très-graves, il ne survienne des ecchymoses
» ou des pétéchies multiformes, qui bien sou-
» vent se développent pendant, avant ou après
» des hémorrhagies copieuses et difficiles à ar-
» rêter. » Voilà l'idée que je me suis faite d'une
fièvre adynamique, d'après l'observation exacte
des faits. Tant que j'aperçois des phénomènes
morbides très-actifs, tels que la chaleur extrême, la soif intense, la fréquence et la dureté
du pouls, je suis persuadé, quels que soient
d'ailleurs les symptômes, qu'il n'existe pas de
véritable adynamie, ou que du moins la maladie n'est pas exempte de complication.

J'ai constamment observé que, dans ces cas,
les accidents s'aggravaient avec une rapidité
effrayante, sous l'influence des médicaments
stimulants, tandis que j'ai vu la maladie se
dissiper successivement par les mêmes moyens,
lorsque l'ensemble des phénomènes fébriles
dénotait une faiblesse essentielle et profonde
de l'économie.

Plusieurs médecins d'armée m'ont dit que

dans la campagne de Russie, ainsi qu'en Allemagne, ils avaient remarqué que les sujets affectés de symptômes adynamiques succombaient toujours au traitement tonique, s'il existait en même temps des phénomènes inflammatoires. Ces médecins étaient alors obligés de faire pratiquer des saignées locales et générales; d'employer les délayants et les adoucissants, parce que c'étaient les seuls médicaments dont ils obtenaient des succès. Mais quand l'adynamie n'était pas associée à des inflammations, quand la fièvre présentait les caractères dont j'ai parlé précédemment, les stimulants de toute espèce produisaient seuls de bons résultats.

Les malades guérissaient plus lentement que ceux atteints d'inflammations, parce qu'il est dans l'essence des vraies fièvres adynamiques d'exiger beaucoup de temps pour leur terminaison, tandis que les phlegmasies prises à temps et traitées convenablement, se dissipent au bout de quelques jours.

Ces observations, et beaucoup d'autres que je pourrais extraire des ouvrages de Sydenham, de Baillou, de Morton, et surtout de Pringle, de Lynd, d'Huxam, prouvent donc incontestablement que M. Broussais se méprend d'une manière étrange, quand il soutient *que toute fièvre adynamique n'est autre chose qu'une inflammation gastro-intestinale, qui s'accompagne de prostration des forces, de fuliginosité à la bouche*, etc. Je me plais à croire qu'il conviendra, avec tous les bons observateurs, que, si l'on obtient une guérison parfaite en stimulant et corroborant les organes, il sera tout-à-fait impossible qu'il atteigne le même but en diminuant l'énergie des forces vitales par la saignée, la diète, l'eau et les mucilages. Ces moyens pourraient bien avoir des effets salutaires dans les adynamies symptomatiques, et plus particulièrement dans celles qui sont le résultat des inflammations portées à un très-haut degré; mais ils seront constamment infidèles dans les cas où il n'existe pas de phlegmasie, et là où il ne faut combattre que la faiblesse profonde des tissus organiques. On aura beau s'élever contre ces faits, on ne parviendra jamais à les détruire; parce qu'ils sont le produit rigoureux de l'expérience.

Pétéchies.

Il en sera de même de ce que nous allons dire sur les pétéchies que notre auteur considère comme l'effet de l'irritation , et que M. Hernandez fait constamment dépendre de la faiblesse des vaisseaux capillaires. Pour savoir lequel de ces deux Messieurs a raison, il ne s'agit que de consulter les observations particulières , et peut-être nous feront-elles voir que tous les deux ont tort de regarder les pétéchies qui se manifestent dans les affections fébriles , comme l'effet d'une cause unique.

La pratique de la médecine démontre , en effet , qu'il y a deux sortes de pétéchies qu'on peut raisonnablement désigner avec le docteur Récamier , sous le nom d'*actives* ou de *passives*.

Les premières se développent non-seulement durant les fièvres où la réaction est forte , mais encore chez les sujets vigoureux, dont le pouls et la chaleur cutanée ne paraissent éprouver aucune sorte d'altération. Elles se présentent sous la forme de petites piqûres de puces, entourées d'une auréole d'un rouge presque aussi éclatant que celui de l'érysipèle (1). Si elles paraissent durant l'état fébrile, elles coïncident toujours avec des phénomènes qui annoncent la grande irritation

(1) Huxam , Essai sur fièvres.

d'un ou plusieurs organes. Elles se dissipent, tantôt après des évacuations bilieuses, spontanées ou provoquées; tantôt sous l'influence des saignées, des boissons délayantes et rafraîchissantes. Quelquefois elles cessent au bout de deux ou trois jours par l'usage d'une simple limonade; mais c'est, en général, lorsqu'il n'existe pas de mouvement fébrile, et quand ceux qui en sont affectés ne souffrent dans aucune partie du corps, jouissent de leur appétit comme à l'ordinaire, et vaquent librement à leurs affaires.

Les pétéchies *passives* se développent, en général, dans les fièvres ataxiques et adynamiques, dont nous avons, je crois, prouvé l'existence. Elles ont un aspect bien différent de celles désignées sous le nom d'*actives;* mais, comme celles-ci, elles varient beaucoup, quant à leur forme et à leur grandeur. Cependant, l'observation a fait voir qu'elles étaient susceptibles de devenir beaucoup plus larges, sur-tout vers la fin des fièvres dites putrides. Ce qui les distingue essentiellement des pétéchies actives, ce sont les diverses nuances de couleurs sous lesquelles elles se présentent. En général, elles sont pourprées, livides, violacées ou noires, tandis que, chez certains

sujets, elles sont d'un vert foncé et semblables, comme le dit Huxam, à des coups de
fouets. Dans tous ces cas, elles annoncent un
danger d'autant plus grand, que la prostration des forces est plus considérable, mais
le danger diminue, observe le même auteur,
à proportion qu'elles deviennent plus ver-
meilles (1), c'est-à-dire, à mesure que le système capillaire acquiert plus d'activité, et
que, par conséquent, les taches se rappro-
chent davantage par leur aspect, des pétéchies que nous avons indiquées sous le nom
de *pétéchies actives*.

Si maintenant nous faisons attention que
les pétéchies livides prennent une teinte de
plus en plus foncée, lorsque la maladie est
abandonnée à elle-même, ou quand on la
traite par des antiphlogistiques et sur-tout
par la saignée. Si nous remarquons qu'au
contraire les substances corroborantes leur
impriment une couleur plus vive et plus éclatante, ce qui est toujours de bon augure (2),
nous serons bien vite convaincus que M. Broussais est grandement dans l'erreur, quand il
soutient que toutes les pétéchies, les extra-

(1) Essai sur les fièvres.
(2) Huxam.

vasations sanguines, et les hémorrhagies qui
paraissent et coïncident souvent dans les
fièvres adynamiques, résultent constamment
d'un surcroît de vitalité dans le système capillaire sanguin. Où sont les signes qui dé-
notent cet excès de force? Nulle part; tout
démontre, au contraire, que l'économie entière est affectée d'une grande faiblesse, absolument indépendante de l'inflammation. Si
le sang stagne dans les capillaires, c'est parce
qu'ils n'ont pas assez de force pour le faire
circuler; et la preuve que cela est ainsi, c'est
que tout ce qui excite les organes et relève
leurs forces, est employé avec succès contre
les pétéchies et les autres symptômes adynamiques. D'ailleurs, si la proposition de
M. Broussais était déduite d'observations exactes, il en résulterait que les pétéchies, qui se
développent quelques heures avant la mort,
ce qui, assurément, est très-ordinaire, sont
également dues à un excès de vitalité dans
les petits vaisseaux.

Or, il ne faut pas avoir une grande dose
de sens commun, pour voir l'absurdité d'une
telle conséquence; car enfin il est d'observation que ce n'est pas vers le septième, neuvième ou quatorzième jour d'une fièvre, que

les forces sont les plus énergiques ; c'est incontestablement dans les trois ou quatre premiers jours, et dès lors je demande pourquoi les pétéchies ne paraissent pas invariablement au moment où le malade offre encore beaucoup de résistance, et lorsque l'oppression, pour me servir du langage de l'auteur, est le plus considérable. Jusqu'au moment où il aura résolu cette question, et plusieurs autres que nous avons agitées, je me croirai en droit de refuser ma confiance à ses assertions, et de répéter que les pétéchies ne sont pas toujours l'effet de l'irritation, pas plus que de la faiblesse. On voit, d'après cela, que je ne suis pas plus partisan de M. Hernandez que de M. Broussais ; l'un et l'autre sont également trop exclusifs, puisque, selon le premier, la faiblesse est prédominante dans toutes les fièvres, excepté dans l'inflammatoire, et que, d'après les vues du second, il y a toujours de l'irritation ou inflammation.

Hémorrhagies dans les fièvres adynamiques.

Si le lecteur veut bien se rappeler ce que nous avons dit sur les fièvres adynamiques, essentielles et symptomatiques ; s'il a bien saisi les faits que nous avons allégués pour

démontrer qu'il y avait des pétéchies dépendantes de l'irritation et de la faiblesse, il sera
conduit à penser avec nous que, dans le typhus musculaire de M. Hernandez, il peut
survenir des hémorrhagies très-actives, très-
soulageantes et très-capables d'amener une
prompte convalescence ; mais il ne dira point
que, dans tous les cas de fièvre adynamique,
les effusions de sang sont un témoignage du
surcroît d'activité vitale, parce que l'expérience journalière viendrait démentir cette
étrange proposition. Elle lui ferait voir que
si les hémorrhagies, l'application réitérée des
sangsues et les saignées par la lancette, ont
des effets salutaires dans les inflammations
qui s'accompagnent de symptômes adynamiques (1); elles ont des résultats tout-à-fait
contraires, lorsque la faiblesse de l'économie
est essentielle, c'est-à-dire existante indépendamment de toute autre affection (2). Elle
lui prouverait que, dans ce cas, la prostration devient de plus en plus profonde, la fuliginosité plus grande, le pouls plus faible et

(1) Voyez le passage relatif aux observations des médecins d'armée.

(2) Voyez Huxam, Essai sur les fièvres, et son ouvrage intitulé : *De aëre et morbis Epidemicis.*

plus concentré, la chaleur beaucoup moindre, à mesure que le sang se répand. Elle lui démontrerait enfin que, dans les adynamies, produites par l'excès d'irritation, les hémorrhagies sont souvent augmentées par les médicaments stimulants, et que, quelquefois, le mollimen hémorrhagique est changé en fluxion inflammatoire ; tandis que, dans les vraies fièvres putrides, les toniques les plus forts sont ceux qui maîtrisent le plus promptement les extravasations de sang. Il sera dès lors forcé de tirer cette conséquence, que, « *dans les fièvres adynamiques fran-* » *ches, les hémorrhagies sont constamment* » *passives, et qu'elles sont actives dans la* » *plupart des adynamiques symptomati-* » *ques.* »

Je sais bien que cette conclusion ne plaira pas plus à M. Broussais qu'à M. Hernandez ; mais comme elle est déduite forcément des faits cliniques, ils auront beau s'élever contre elle et déclamer contre moi, je resterai imperturbablement soumis aux lois de l'expérience et de la raison. J'avoue que je n'aime pas les systèmes, parce qu'il n'en est pas un qui ne heurte cette raison et cette expérience, qu'on devrait toujours prendre pour guides.

Quel est, en effet, le systématique qui ne présente les illusions de son ardente imagination, comme des résultats d'une observation rigoureuse? Quel est aussi le système qui a pu supporter un examen rigoureux? Aucun. Tous se sont écroulés aussitôt qu'ils ont été soumis au creuset de la raison, éclairée par le flambeau de l'expérience. Les *sectaires passionnés* peuvent bien les défendre pendant quelques temps; mais leurs efforts finissent toujours par être superflus, parce que les faits triomphent tôt ou tard des hypothèses *vagues* et des explications *guindées*, qu'on se plaît à qualifier de *physiologiques*, lors même qu'elles ne reposent que sur des chimères.

Force et faiblesse du pouls et des muscles.

Ce n'est que par des faits que M. Broussais est parvenu à démontrer au docteur Hernandez que la faiblesse musculaire n'est pas le signe caractéristique des fièvres adynamiques. Il lui fait voir, clair comme le jour, que, dans les péripneumonies, les phrénésies, les apoplexies, les gastrites et les entérites, etc., il existe également une débilité très-grande, qu'il attribue, avec beaucoup de raison, à l'oppression des forces vitales. Mais il soutient une idée absurde, quand il prétend que la faiblesse n'est jamais essentielle. Les observations que nous avons relatées précédemment, et les détails dans lesquels nous sommes entrés, suffisent, je pense, pour le prouver. Nous nous dispenserons, par conséquent, d'entamer, à cet égard, une nouvelle discussion, qui ne pourrait que paraître fastidieuse, attendu que nous serions obligés de reproduire à-peu-près les mêmes idées. Nous nous contenterons de faire une simple remarque que voici. S'il est vrai, comme le dit M. Broussais, que la faiblesse d'oppression augmente par l'administration de *quelques bonnes doses de vin*, il s'ensuivra nécessairement que, si la fièvre adynamique n'est qu'une *gastro-entérite*, l'oppression des forces devra augmenter d'autant plus, après que les malades auront pris du vin, que celui-ci sera plus fort, et l'inflammation de l'estomac et des intestins plus intense. Or, je demande à tous les praticiens si c'est une chose constante, que, dans les fièvres adynamiques, le vin rend plus profonde la débilité. Quant à moi, j'ai été convaincu par l'observation que lorsque la gastrite existe et enchaîne les forces vitales, la prostration s'accroît par l'usage de toute espèce de toniques, tandis qu'en général, elle diminue progressivement lorsque l'adynamie est indépendante de l'inflammation.

Nous avons vu que plusieurs médecins d'armée avaient fait les mêmes remarques, non-seulement à l'égard des gastrites, mais encore pour d'autres inflammations locales, qui s'accompagnaient de symptômes semblables à ceux des fièvres adynamiques.

J'ai suivi, pendant assez long-temps, à l'Hôtel-Dieu, la pratique du professeur Bourdier, pour m'être bien convaincu que la fuliginosité de la langue et des dents, le délire et la prostration, faisaient des progrès rapides, toutes les fois que les inflammations se masquaient sous les apparences d'une fièvre putride; mais je puis déclarer hautement que cet estimable praticien a guéri un très-grand nombre de fièvres adynamiques, par l'usage du quinquina, de camphre et de l'acétate d'ammoniaque à grandes doses. Ces médicaments étaient souvent revomis, et procuraient toujours du malaise et de l'oppression, lorsqu'il existait de l'inflammation dans l'estomac, tandis que les malades les retenaient très-bien , quand cet organe, ainsi que le reste de l'économie, étaient affectés uniquement de faiblesse. D'où il faut inférer nécessairement que la débilité ne tient pas toujours à l'oppression des forces, puisqu'on la fait disparaître par les moyens qui, selon M. Broussais, la rendent plus considérable.

Sur l'état du sang.

Nous avons vu précédemment que le docteur Hernandez avait mis son esprit à la torture, pour nous prouver que les solides seuls étaient affectés dans les fièvres, et même dans toutes les maladies. Nous allons voir maintenant *que ce grand réformateur de la science* va soutenir une thèse tout-à-fait contraire, sans faire la plus petite attention qu'il commet une inconséquence. Il nous dit positivement « que le sang , tiré de la veine (dans » le typhus musculaire), ou sorti par les » hémorrhagies, offre une apparence parti- » culière. Il est ordinairement plus ténu, plus » séreux, plus foncé et souvent presque noir; » il montre peu de disposition à se coagu- » ler; toutes ses parties restent unies pêle- » mêle, ou bien il se sépare à sa surface une » croûte blanche et molle, formée de parties

6.

» muqueuses , qu'on a souvent confondue
» avec la couenne inflammatoire, et qui s'en
» distingue facilement par la mollesse , par
» son petit diamètre, et sur-tout par l'appa-
» rence du sang qui est au-dessous (1). »

Tout cela est parfaitement d'accord avec
les observations de Pringle et d'Huxam, qui
ont vu de plus le sang se putréfier aussitôt
qu'il était sorti de la veine. Ce dernier auteur
prétend avoir observé des malades *atteints de
fièvres malignes, qui rendaient* par les aisselles
une espèce de sueur sanguinolente, qui tei-
gnait le linge d'une couleur approchante de
celle du vin de Bourgogne. Il ajoute que,
lorsque ces sortes d'hémorrhagies prennent
leur cours par le nez , la matière qui en sort
est une sanie sanguinolente qui ne se fige
point, comme le sang qui sort du nez des personnes en bonne santé, ou qui ont une fièvre
inflammatoire, lequel est ordinairement épais,
luisant et vermeil (2). Le docteur Hodges (3)
dit avoir vu des pestiférés rendre une sueur
de couleur pourpre, et même de couleur de
sang.

(1) Essai sur le Typhus, pag. 160 et 161.
(2) Essai sur les fièvres, pag. 54.
(3) Cité par Huxam.

Si donc on peut s'en rapporter à des té- moignages aussi graves, et à beaucoup d'au- tres, qu'on pourrait puiser dans les écrits des plus illustres médecins, il est bien certain que le sang est susceptible de dissolution dans les fièvres adynamiques. Mais sa décomposi- tion, quelle qu'elle soit, est-elle primitive, ou bien n'est-elle que l'effet de la débilité des organes? C'est ce que nous ne chercherons pas à déterminer, dans la crainte de nous jeter, comme le Brownien Hernandez, dans le vaste champ des hypothèses. Tenons-nous- en seulement aux faits, et nous serons à même de refuter M. Broussais qui nous dit, à la Mahomet, que l'imagination d'Hernandez sup- plée à la réalité, lorsqu'il rapporte les diffé- rents modes d'altération dont le sang est sus- ceptible dans le typhus musculaire.

M. Broussais se croit dispensé de toute autre réflexion, attendu, dit-il, que le docteur Hernandez n'a point distingué le vrai typhus des irritations gastriques et cérébrales. Certes, il faut convenir que c'est une manière assez plaisante d'esquiver la question; mais malheu- reusement pour notre Aristarque, ces petits subterfuges ne détruisent aucunement les ob- servations qui ont été faites par d'autres.

Huxam, Pringle, Lind, etc., ont vu et traité de vraies fièvres adynamiques, durant lesquelles le sang paraissait en dissolution, et offrait les caractères assignés par M. Hernandez. Donc, ces caractères ne sont pas imaginaires; donc, les fluides sont susceptibles de tomber en dissolution.

Quoi! M. Broussais, vous voulez que sans cesse on ramène tout à la physiologie, et vous nous soutiendrez que, lorsque tous les organes sont dans la stupeur et l'engourdissement, lorsque tous les tissus ont perdu de leur énergie naturelle, vous voulez, dis-je, que les fluides, qu'ils élaborent, soient comme dans l'état de santé, et que le sang en particulier conserve le même aspect que dans les fièvres inflammatoires. En vérité, monsieur, je ne vous conçois pas, et encore moins votre physiologie transcendante.

Mais voulez-vous savoir le motif pour lequel vous soutenez un système aussi pitoyable, aussi manifestement en opposition avec les faits cliniques ? C'est que vous ne voyez partout que des inflammations, et que vous n'entendez pas qu'on vous parle d'autre chose.

Vous avez évidemment pris au pied de la lettre quelques idées de Bichat, dont vous vantez, avec beaucoup de raison, les vues profondes ; mais vous avez négligé de profiter de tout ce qu'il dit sur l'altération des fluides ; parce que cela ne s'alliait pas convenablement avec la singulière doctrine que vous professez.

En examinant les propriétés vitales et leurs phénomènes dans les fluides et les solides, cet illustre médecin commence par déclarer que les solides jouissent seuls de ces propriétés, et que, par conséquent, eux seuls peuvent éprouver des altérations morbides, puisqu'il est de fait que les maladies ne sont que des lésions de la sensibilité et de la contractilité.

Les fluides sont dans un état presque passif ; ce ne sont que les excitateurs des organes et les colporteurs des causes morbides, qui pénètrent dans l'économie animale : 1° avec le chyle ; 2° par les pores cutanés ; 3° par les absorbants des poumons ; 4° enfin, par ceux qui se trouvent à la surface des plaies.

On s'attend après un pareil aveu qu'il ne va pas être question de l'altération des fluides ? Eh bien ! c'est tout le contraire, le même Bichat nous fait voir : 1° *Que la nature du sang est altérée dans les fièvres putrides ; 2° que les fluides ne sont pas purement inertes, sur-tout le sang qui est le plus animalisé de tous, et chez lequel ce grand physiologiste sup-pose les premiers rudiments de la vie organique;* 3° enfin, il nous prouve que ce même liquide est susceptible de *décomposition durant la vie.* Il fait connaître à ce sujet une observation fort intéressante, qui seule aurait dû convertir M. Broussais.

« Je ne puis m'empêcher, dit Bichat, de
» rapporter ici un fait qui dément tout ce
» qu'on a avancé dans ces derniers temps sur
» l'incorruptibilité du sang dans les mala-
» dies (1).

» Dernièrement, en ouvrant un cadavre
» à l'Hôtel-Dieu avec les citoyens Pebordes,
» L'Herminier et Bourdet, nous avons trouvé
» au lieu du sang noir abdominal, une véri-
» table sanie grisâtre, qui remplissait toutes
» les divisions de la veine splénique, le tronc
» de la veine-porte et toutes les branches hé-
» patiques, au point qu'en coupant le foie
» par tranches, on distinguait, par l'écoule-

(1) Il veut parler sans doute des expériences de MM. Deyeux et Parmentier, qui sont très-loin d'être concluantes, attendu qu'on n'a pas prouvé, par des observations particulières et par des comparaisons exactes, qu'on avait agi sur des sujets affectés d'une véritable fièvre adynamique.

» ment de cette sanie, tous les rameaux de la
» veine-porte, de ceux des veines-caves qui
» contenaient du sang ordinaire. Ce cadavre
» était remarquable par un embonpoint si
» extraordinaire que je ne me rappelle pas en
» avoir vu de pareil. Certainement cette sanie
» n'était pas un effet cadavérique, et le sang
» avait circulé, si non aussi altéré, au moins
» bien différent de son état naturel et réelle-
» ment décomposé (1). »

De tous ces faits, nous pouvons donc conclure que les fluides sont succeptibles d'éprouver de grandes altérations; que, dans les fièvres
putrides sur-tout et principalement dans les
cas où les sécrétions et les exhalations sont
d'une grande fétidité, le sang peut s'affecter
au point de tomber dans une espèce de décomposition. Que ces altérations soient l'effet immédiat des causes morbides ou qu'elles résultent de l'action que ces mêmes causes exercent
sur les solides, peu importe; si elles ont incontestablement lieu, il n'en faut pas davantage pour faire voir tout le ridicule qu'il y
a à les révoquer en doute, et à traiter de vi-
sionnaires ceux qui les admettent sans résistance.

(1) Anatom. génér., ch. LXX.

Le grand Bichat n'était pas plus humoriste que tout autre, et cependant il ne pouvait pas s'empêcher d'avouer l'altération des fluides dans les maladies, et particulièrement dans les fièvres. Aussi, a-t-il dit, avec beaucoup de raison : « Qu'une théorie exclusive de so- » lidisme ou d'humorisme est un contre-sens » pathologique, comme une théorie dans » laquelle on mettrait uniquement en jeu les » solides ou les fluides en serait un physiolo- » gique. » Il croyait qu'on avait deux écueils également à craindre : celui de trop particu- lariser, et celui de trop généraliser ; le second mène autant que le premier à des faux ré- sultats.

Sur les Diarrhées et le Délire.

Nous avons vu précédemment que M. Brous- sais ne croyait pas à l'existence des fièvres adynamiques, et qu'il considérait la faiblesse des organes comme le résultat d'une *irritation inflammatoire* dont le siége principal est dans l'estomac et les intestins. Nous allons voir maintenant qu'an moyen de cette prétendue phlegmasie, il va nous rendre raison, non seulement des diarrhées fétides et involon- taires qui se manifestent dans la fièvre adynamique, mais encore du délire qui accompagne presque toujours cette maladie.

D'abord, il est convenu, dit-il, « que les » excrétions sont fétides dans les fièvres vio-» lentes et comme la plupart de ces fièvres » *violentes* ne sont que des *gastro-entérites ;* » il en résulte que la diarrhée n'est que l'effet » de *l'irritation du colon.* Si elle est invo-» lontaire, cela dépend de l'influence qu'exerce » sur le cerveau la douleur de tout le sys-» tème muqueux , *gastro-pneumatique,* frappé » de phlegmasie (1). » Le délire n'est qu'un phénomène sympathique qui dépend encore de cette même inflammation, dont la pré-sence finit tôt ou tard par amener celle du cerveau. Pour prouver la bonté de cette lumi-neuse théorie, M. Broussais ne se croit pas obligé de citer des histoires détaillées de la maladie. Tout lui paraît clair et exact, et, dès lors, il lui suffit de rappeler « que tous les « jours on voit la douleur d'une partie externe » occasioner du délire, et faire oublier au » malade les premiers besoins. »

(1) Voilà donc le siége de la phlegmasie qui n'est plus seulement dans le canal intestinal , il est aussi dans les divisions des bronches ; bientôt nous ne saurons plus à quoi nous en tenir avec M. Broussais.

Mais, si nous avons démontré jusqu'à l'évidence que la fièvre adynamique vraie n'est pas *violente* et qu'elle ne tient pas à l'inflammation, il s'ensuivra que les principes d'où part M. Broussais sont presqu'absolument faux, ce qui entraîne nécessairement la fausseté des conséquences. Or, nous avons fait voir, d'une part, que le docteur Hernandez avait pris trop souvent la faiblesse pour essentielle, et qu'il n'avait pas su distinguer celle qui l'est réellement de celle qui tient à l'oppression des forces vitales. Aussi, la description du typhus musculaire se ressent considérablement de ce défaut d'analyse, puisqu'on y trouve entassés les phénomènes les plus disparates.

D'un autre côté, nous avons prouvé que le docteur Broussais avait commis la même erreur qu'Hernandez, et qu'après avoir évité un écueil, il était tombé dans un autre non moins dangereux, en considérant la faiblesse comme l'effet constant de l'oppression des forces occasionée par l'inflammation de l'estomac et des intestins.

Si donc les faits et les raisonnements nous ont conduits à ces résultats, nous pouvons hardiment en tirer la conséquence que la diarrhée et le délire des fièvres adynamiques ne

tiennent pas du tout, dans ce cas , à la phlegmasie de l'intestin colon. Car, si cela était,
il est incontestable que ces deux phénomènes
morbides deviendraient beaucoup plus graves
sous l'influence des médicaments toniques,
puisque les observations de Pujol (1), médecin de Castres, et celles de M. Broussais (2),
ne laissent aucun doute sur les effets funestes
de pareils moyens dans les inflammations du
canal digestif. D'ailleurs, M. Broussais nous
dit, dans l'ouvrage que nous analysons, que
si l'on veut augmenter la faiblesse d'oppression, on n'a qu'à verser dans l'estomac quelques bonnes doses de vin, et l'on sera certain
d'atteindre le but qu'on se propose. Or, cinquante fois j'ai donné du vin et plusieurs autres
toniques dans les fièvres adynamiques, et loin
de voir augmenter la débilité, j'ai remarqué
au contraire que le délire, la diarrhée et les
autres symptômes adynamiques disparaissaient. Donc, la diarrhée ne tient pas à l'inflammation du colon, donc le délire résulte
d'une cause fort différente de la congestion
phlogistique du cerveau et des meninges. Que
les déjections et le trouble des facultés intel-

(1) Ouvrage cité.
(2) Histoire des phlegmasies chroniques.

lectuelles dépendent fréquemment des entérites et des gastrites; c'est ce dont tous les
observateurs conviennent; mais qu'il en soit
de même dans les fièvres adynamiques, c'est
c'est ce que je n'admettrai jamais, parce que
l'étude attentive des phénomènes fébriles, de
l'action des médicaments et les ouvertures des
corps, m'ont prouvé le contraire.

Je terminerai cette discussion en faisant remarquer que M. Broussais a eu tort d'assigner
uniquement le colon comme le siége de l'inflammation, qui entretient et occasione, selon lui, la diarrhée, puisque *l'histoire des
Phlegmasies chroniques* fait voir que les intestins grêles et le cœcum sont parfois les seuls
organes affectés.

Sur le Météorisme.

En parlant du météorisme qui se manifeste
dans la fièvre adynamique, M. Hernandez
nous dit, avec beaucoup de raison, qu'il n'est
point douloureux comme dans l'entérite et
dans la fièvre puerpérale. Il lui assigne la
même cause qu'aux autres phénomènes fébriles, c'est-à-dire, la débilité des tissus organiques, et spécialement de la membrane
musculaire des intestins.

(95)

M. Broussais, qui a juré de ne pas se départir de son système inflammatoire , soutient , au contraire, « que le météorisme ,
» dans les fièvres, dépend toujours d'une irri-
» tation prédominante, qui intéresse toute
» l'épaisseur du canal digestif, y produit un
» étranglement, y fait affluer les liquides, et
» détermine le dégagement des gaz. Il pré-
» sume que M. Hernandez a confondu la pé-
» ritonite avec l'entérite qui se développe
» plutôt par les phénomènes sympathiques
» que par la sensibilité au tact. »

Il faudrait n'avoir jamais vu de malades , et sur-tout n'avoir pas eu l'occasion d'observer des météorismes, pour approuver une doctrine aussi bizarre, qui cadre si peu avec les faits recueillis par les plus illustres médecins. Eh quoi ! le météorisme est l'effet de l'inflammation qui intéresse toute l'épaisseur du canal intestinal, et on le fera cesser dans les fièvres adynamiques et ataxiques, par les toniques pris en boisson ou en lavements ? Eh quoi ! les vomitifs et les purgatifs produiront le même résultat dans les fièvres bilieuses, et il faudra considérer le canal intestinal comme phlogosé , et peut-être aussi comme ulcéré ? Et que signifient donc les belles observations qui se trouvent dans l'histoire des phlegmasies chroniques et les raisonnements dont elles sont appuyées ? Quelle confiance devra-t-on leur accorder, si l'on s'aperçoit d'une fluctuation aussi grande dans les idées de l'auteur ? Aucune ; car si elles ont prouvé que les inflammations s'aggravent considérablement sous l'influence des stimulants intérieurs, il est de toute évidence que le météorisme ne tient pas à l'inflammation du tube digestif, quand on le guérit par de semblables médicaments. Mais heureusement pour la science que les faits rapportés dans l'ouvrage sur les phlegmasies chroniques et les réflexions qui les suivent, sont exactement puisés dans la nature ; ils resteront éternellement, parce que la vérité est immuable ; tandis que l'*examen* de la *Doctrine médicale* sera toujours regardé, par les bons esprits, comme un livre d'autant plus dangereux, que M. Broussais réduit toutes les maladies à l'inflammation.

Ce qu'il y a de fort étonnant, c'est qu'il n'est jamais embarrassé pour prouver l'existence de cette affection, qui, selon lui, est fixée dans l'estomac, *dès lors que les bords de la langue présentent une couleur rosée.* Or, comme les phlegmasies de cette nature ne peuvent guérir que par la diète, l'eau, les révulsifs, les saignées et les légers mucilages, il en résulte qu'il faut soumettre les malades à une privation totale d'aliments solides, et même de bouillon. Et si, au bout de vingt ou trente jours de ce régime *économique*, les malheureux patients sont exténués et dans un amaigrissement extrême, n'importe, il est nécessaire d'insister et d'agir, *comme si on voulait que les malades mourussent de faim* (1). Bien plus, il faudra, si l'on ressent un petit malaise dans la région épigastrique, qu'on couvre tout le ventre avec de la glace, et qu'on persévère avec calme dans l'emploi de ce moyen, lors même que les malades jetteraient le cri de détresse, en disant : *Je me meurs !*

Je ne puis m'empêcher d'avouer ici que j'ai été, en quelque sorte, stupéfait, il y a sept ou huit mois, en entendant M. Broussais me tenir un pareil langage. Il s'agissait d'une dame très-recommandable sous bien des rapports, chez laquelle il supposait une gastrite, quoiqu'il y eût bien des raisons pour penser

(1) Ce sont les expressions de M. Broussais quand il veut engager les malades à ne prendre pour tout aliment que de l'eau clairette.

le contraire, et pour être convaincu qu'il n'existait autre chose qu'un état spasmodique des parois de l'estomac. J'ignore quels auraient été les effets de la glace que le docteur Broussais voulait appliquer, et qui ne le fut pas, parce qu'il n'était pas seul pour agir à son gré ; mais je puis dire franchement qu'il y a plus que de l'imprudence à vouloir qu'on insiste sur l'emploi d'un médicament quelconque, quand il ne produit pas les effets heureux qu'on en attend. Il en est de même relativement à la rigueur de la diète ; si elle n'est pas salutaire, il faut savoir changer de système, et se dépouiller de toute espèce d'amour-propre en faveur des malheureux malades. Or, elle n'était pas seulement inutile chez la personne dont j'ai parlé précédemment ; mais elle était encore essentiellement contraire, puisque, à mesure qu'on la prolongeait, l'irritabilité de l'estomac devenait plus grande, et l'amaigrissement faisait des progrès effrayants, au point que la malade n'avait plus que la peau et les os, et tremblait devant un verre de bouillon coupé, lorsque M. Broussais cessa de la voir. Il était persuadé alors qu'elle avait un engorgement au pylore, parce que, disait-il, *il avait senti une grosse tumeur dans la ré-*

gion de cet organe. Eh bien ! veut-on savoir maintenant ce qu'est devenue la malade ? En douze ou quinze jours son prétendu engorgement, ainsi que la gastrite, se sont dissipés, et ce miracle a été opéré par des aliments restaurants, le bon vin, les petites promenades et l'air pur de la campagne.

Mais revenons à notre analyse, et disons que nous ne concevons pas comment M. Broussais peut prétendre que M. Hernandez confond la péritonite avec l'entérite, qui, d'après lui, se montre plus par des phénomènes sympathiques, que par la sensibilité au tact. Nous ne pourrons jamais nous persuader qu'une entérite soit assez forte pour produire tous les phénomènes du typhus de M. Hernandez, et qu'elle ne devienne pas sensible au toucher. Que, dans les inflammations intestinales chroniques la douleur ne se développe pas toujours lorsqu'on comprime le bas-ventre, c'est une vérité incontestable (1); mais qu'il en soit de même dans les cas où l'inflammation est récente et accompagnée de phénomènes sympathiques très-violents, c'est ce que l'ob-

(1) Voyez l'Essai sur les inflammations chroniques des viscères par Pujol, médecin de Castres ; l'Histoire des phlegmasies chroniques par M. Broussais.

7.

servation journalière dément. Elle prouve que les parties enflammées, et même celles qui les avoisinent, sont excessivement douloureuses à la pression; et que, si, d'ailleurs, les malades n'ont pas la faculté d'exprimer le sentiment pénible qu'ils éprouvent, ils poussent des gémissements et font des grimaces, pendant la compression des parois abdominales, qui indiquent manifestement un excès de sensibilité dans la partie lésée. Or, si ces observations sont exactes, il est bien certain que l'existence de la douleur n'indique pas du tout celle d'une péritonite, pas plus que son absence ne démontre la présence d'une entérite. Donc c'est à tort que le docteur Broussais suppose que M. Hernandez se méprend sur le siége de l'inflammation, de laquelle, au reste, le météorisme est très-souvent indépendant, sur-tout dans les fièvres adynamiques et ataxiques.

Vomissements.

Tous les observateurs savent que dans les fièvres adynamiques et sur-tout dans leur début, il se manifeste quelquefois des vomissements ou des nausées auxquelles on doit faire d'autant plus d'attention, qu'ils indiquent souvent de quelle manière on doit débuter dans l'administration des moyens thérapeutiques.

Le docteur Hernandez, qui paraît avoir observé ces phénomènes, les décrit avec une exactitude minutieuse, et les considère comme des éléments de son typhus musculaire. Il dit que, dans ce cas, les matières rejetées par la bouche se composent principalement d'une bile brunâtre, porracée et même noire, très-âcre et en grande quantité. Il parle, à cette occasion, de la fièvre jaune et de la fièvre d'hôpital où les vomissements sont également noirâtres, poisseux, muqueux, et sont accompagnés de grands efforts de spasmes et de syncopes, que l'auteur attribue toujours à la faiblesse essentielle. M. Broussais, irrité par ce langage, s'étonne de trouver la fièvre jaune confondue avec le typhus musculaire, et cherche à faire sentir qu'il faut la comprendre parmi les inflammations *gastriques*. Il fonde son opinion sur les mauvais effets du *traitement excitant*, sur les bons résultats des rafraîchissants, et enfin sur les ouvertures des corps qui montrent les organes gastriques frappés de la plus terrible des phlegmasies.

Comme je n'ai point observé cette affreuse

maladie, je ne chercherai point à déterminer à quelle classe d'affection elle doit être rapportée ; je ferai remarquer seulement que les nosologistes nous laissent dans une très-grande incertitude à cet égard. *Sauvages* et *Cullen* la classent parmi les typhus ; Selle la considère comme une *rémittente gastrique* ; M. Baumés en fait une variété de son *stuporisme* ; le professeur Pinel et M. Delmas la rangent dans les fièvres *gastro-adynamiques* ; M. Devèze pense qu'elle peut être *inflammatoire, adynamique* et *ataxique* ; M. Berthe prétend qu'on pourrait la désigner sous le nom de *nervoso-biliosoputride*. Le docteur Vanauld, mon ancien et estimable ami, qui a observé cette maladie dans les colonies françaises, garde un silence absolu sur sa nature, et se contente, dans sa *dissertation,* d'indiquer les différentes opinions des auteurs. Dans cet état de choses, il ne nous reste qu'à examiner les moyens qui sont utiles, ceux qui sont défavorables, et enfin, les résultats des ouvertures des corps. Or, l'expérience a fait voir, d'une part, que les bains, les boissons froides et acidules, les légers diaphorétiques, ont quelquefois suffi pour emporter la maladie. De l'autre, elle a démontré que les vomitifs et les purgatifs, les sudorifiques et l'opium aggravaient les accidents chez un grand nombre de sujets ; et que lorsqu'ils amenaient le calme, il n'était, en général, que momentané. Le quinquina est presque constamment nuisible quand on l'administre tard ; tandis que, donné de bonne heure et sur-tout lorsque la maladie se présente sous le type rémittent ou intermittent, il produit de très-bons effets, ainsi que l'a observé M. Valentin. MM. Delafuente et Bovadilla, médecins espagnols, en donnaient de six à huit onces (1) dans les premières quarante-huit heures de l'invasion. Le premier de ces médecins prétend qu'à cette dose le quinquina suffoque la fièvre jaune en deux ou trois jours, ce qui n'arrive pas toujours quand on l'administre en moindre quantité. Il paraît donc que, pour être efficace, cette écorce doit être prise à la dose dont on vient de parler et pendant les deux premiers jours. Le tableau annexé dans l'ouvrage que M. Delafuente a publié à Madrid, en 1805, prouve que les malades, traités sans quinquina, mouraient presque tous; qu'on n'en sauvait qu'un petit

---

(1) Delafuente en a fait prendre jusqu'à une livre dans l'espace de quarante-huit heures, et c'est alors qu'il a obtenu le plus de succès.

nombre de ceux à qui on le faisait prendre très-tard et à de faibles doses ; qu'enfin, plus les proportions de ce médicament étaient fortes et les doses rapprochées, plus le nombre des guéris était considérable. Sur deux cent soixante-dix-neuf malades, cent douze sont morts, dont soixante-sept sans avoir pris de quinquina ; tous les autres sont guéris sous l'influence de ce précieux médicament.

Si maintenant nous avons égard aux observations anatomiques, nous voyons que, chez certains sujets, on ne rencontre qu'une coloration jaunâtre de la peau, des taches livides, des muscles peu consistants, l'estomac et les intestins distendus par des gaz fétides.

Chez d'autres, on trouve non-seulement le canal intestinal enflammé, épaissi et même gangréné ; mais encore la vessie, le foie et sa vésicule, les reins, les poumons, le cerveau et les méninges (1).

Voilà les faits tels qu'ils nous ont été transmis par les auteurs qui ont vu et traité la fièvre jaune. Essayons d'en déduire quelques conséquences, qui, j'espère, ne seront pas plus favorables à la doctrine de M. Broussais, qu'à celle de M. Hernandez.

(1) Voyez la Diss. de M. Vanauld, 1808.

Nous dirons d'abord, qu'on commet un contre-sens pathologique, en confondant la fièvre jaune avec les fièvres adynamiques, attendu qu'il est des malades qui conservent le pouls dur, les forces musculaires et les facultés intellectuelles intactes pendant toute la durée de la maladie. Si la prostration survient dans cette fièvre, ce n'est en général que vers l'époque qu'on a désignée sous le nom de seconde période, et alors elle est ordinairement accompagnée de fuliginosité à la bouche et de faiblesse du pouls. Mais comme ces symptômes peuvent dépendre d'un excès d'irritation, ainsi que je l'ai fait voir dans la *Bibliothèque médicale*, année 1812, comme M. Hernandez n'a pas su distinguer l'adynamie essentielle de celle qui est purement symptomatique, il nous est permis de dire que ce rapprochement de la fièvre jaune et du typhus musculaire, repose sur des données excessivement vagues. D'ailleurs, il est bien démontré que les symptômes nerveux sont pour le moins aussi nombreux que ceux qui paraissent annoncer la faiblesse de la fibre animale, et dès lors je ne vois pas pourquoi M. Hernandez ne désigne pas la fièvre jaune sous le titre de *typhus nervoso-musculaire*. Bien plus, on aperçoit aussi, durant le cours de la maladie, des symptômes bilieux et inflammatoires, qui se combinent avec les nerveux et adynamiques. Or, s'il en est ainsi, il est bien évident que pour être exact, il faudrait désigner la fièvre jaune sous la quadruple dénomination *d'ady- namico-ataxico-bilioso-inflammatoire.* M. Hernandez n'a pas cru sans doute devoir tenir compte de tous ces symptômes; il a mieux aimé les passer sous silence, afin de ne pas porter *une atteinte trop rude à ses principes asthéniques.* Certes, si c'est en agissant de la sorte que cet auteur prétend faire avancer la science, il se trompe d'une manière bien étrange, car rien n'est plus propre à la faire retomber dans la barbarie où elle s'est trouvée à différentes époques, que les hypothèses et les suppositions substituées aux résultats de la rigoureuse observation. M. Broussais a évidemment raison de témoigner de la surprise en voyant la fièvre jaune assimilée aux fièvres adynamiques, puisque très-souvent les caractères essentiels de ces fièvres manquent entièrement dans la fièvre jaune. Mais c'est en vain qu'il veut faire voir que, dans cette dernière maladie, il n'y a qu'une inflammation des organes gastriques, et qu'il ne faut donner que

des rafraîchissants pour combattre les phénomènes qui la constituent et les accidents qui
l'accompagnent. Les faits cliniques prouvent
que le quinquina, administré à haute dose et
de très-bonne heure, produit, dans beaucoup
de cas, de très-bons effets et sur-tout quand
l'affection fébrile se présente sous le type rémittent ou intermittent. D'autre part, elle a
fait voir que les saignées amènent le plus souvent une prostration extrême et d'autres symptômes extrêmement graves, ce qui ne devrait
pas arriver si, comme le dit M. Broussais, la
fièvre jaune tenait uniquement à l'inflammation des organes gastriques. Est-il possible au
reste de concevoir que l'estomac soit atteint
d'une phlegmasie très-intense, et que le quinquina agisse d'une manière aussi efficace que
chez les malades dont parle M. Delafuente ?
N'est-il pas très-probable au contraire que,
si l'inflammation existait, ils succomberaient
d'autant plus rapidement, que ce médicament
serait administré en plus grande quantité.
Enfin, ne nous est-il pas permis de présumer
que si l'écorce du Pérou est avantageuse dans
les deux premières vingt-quatre heures, et
nuisible après cette époque, l'inflammation,
s'il y en a, se forme en général après le second

jour. Je laisse aux praticiens le soin de prononcer sur cette dernière question, et me
contente de faire remarquer que si les effets
des médicaments peuvent éclairer le diagnostic
d'une maladie, je dois conclure de ceux ob-
tenus par le quinquina dans la fièvre jaune,
que cette maladie n'est pas une inflammation
des organes gastriques. On ne conçoit pas au
reste pourquoi M. Broussais veut que ces organes soient affectés à l'exclusion des autres,
lorsqu'il est prouvé, par tous les ouvrages sur
la fièvre jaune, que la *vessie*, les *reins*, le
foie, les *poumons*, les *méninges* et même le
cerveau, sont également enflammés et quelquefois aussi gangrénés. Or, il est bien clair,
d'après cela, que ce n'est pas seulement vers
les organes gastriques qu'on doit diriger les
moyens thérapeutiques ; ce qui devrait cependant être, si, comme M. Broussais le dit, l'inflammation existait uniquement dans les organes
de la digestion. Mais il va peut-être faire observer que l'inflammation existe d'abord dans
le canal intestinal, et que de là elle s'étend,
soit par continuité de tissu, soit par sympa-
thie aux autres parties de l'organisme. Dans
ce cas, nous lui demanderons où sont les faits
cliniques qui mettent hors de doute cette

marche de la maladie. J'ai eu beau les chercher, je n'ai absolument rien trouvé à cet
égard ; par-tout on se contente de rapporter
les observations anatomiques telles qu'elles
ont été faites, et nulle part on ne cherche à
expliquer la formation des inflammations par
l'irritation phlogistique du canal intestinal.

Mais en voilà assez sur cette question que
nous n'avons examinée aussi longuement que
pour faire voir la fausseté des idées de M. Broussais et de M. Hernandez, et le ridicule qu'ils
se donnent en voulant s'ériger en restaurateurs
de la médecine. M. Broussais a sans doute
concouru pour beaucoup à reculer ses limites,
puisqu'il a rassemblé, avec un zèle très-mé-
ritoire, une foule de faits qui ont puissam-
ment contribué au perfectionnement de l'*Histoire des phlegmasies*, et que, d'ailleurs, il a
très-fort éveillé l'attention des observateurs
sur l'état fébrile symptomatique.

Mais il est beaucoup plus loin qu'il ne le
pense d'avoir mérité le *titre pompeux de premier génie du siècle* que plusieurs élèves fana-
tiques lui ont si généreusement prodigué. Ils
n'ont pas lu sans doute l'excellent ouvrage de
Pujol, médecin de Castres, sur les inflammations chroniques des viscères, pour lequel la

Société Royale de Médecine de Paris adjugea, à l'auteur, un prix consistant en une médaille d'or de la valeur de 6oo fr. ; car ils se seraient convaincus que les idées les plus profondes de *l'Histoire des Phlegmasies chroniques et de l'Examen de la Doctrine Médicale* appartiennent tout entières au savant praticien de Castres.

J'ignore si le docteur Broussais a eu connaissance du travail de ce médecin, travail que je regarde comme un chef-d'œuvre, et qui parut sous forme de mémoire en 1791. Mais tous ceux qui l'auront lu, auront dû être frappés de la grande similitude qui existe entre les principes des deux auteurs ; et comme d'ailleurs ces principes sont développés à-peu-près de la même manière, on est porté à penser qu'un homme aussi instruit que M. Broussais a au moins jeté les yeux sur les œuvres de l'illustre praticien de Castres. Au reste, nous rapporterons à la fin de cette analyse la table des matières de M. Pujol, afin qu'on puisse la comparer avec celle *de l'Histoire des Phlegmasies chroniques ;* et j'espère qu'en les examinant avec attention, on se convaincra que le docteur Broussais nous a souvent et très-souvent donné du réchauffé pour du nouveau.

Mais c'est sur-tout en lisant l'*Essai sur les Inflammations chroniques des Viscères*, qu'on pourra décider jusqu'à-quel point M. Broussais doit tirer vanité de ce que l'*Histoire des Phlegmasies chroniques* est devenue le *bréviaire de quelques bons esprits*. Qu'on ajoute à l'ouvrage de Pujol un grand nombre d'observations particulières, et l'on aura deux volumes de phlegmasies chroniques, qu'on pourra louer, dans le *Journal universel des Sciences Médicales*, avec plus de raison, que ceux de M. Broussais.

Mais revenons au typhus musculaire de M. Hernandez, qui, après avoir décrit les phénomènes du second degré durant lequel l'adynamie est portée à son comble, prétend que quelquefois la maladie parvient à ce degré dès les premiers jours, ainsi qu'on le remarque dans la peste et autres violentes contagions. M. Broussais, toujours guidé par l'esprit de controverse, et sans cesse irrité de ce que les observations des autres ne cadrent pas constamment avec les principes qu'il a l'intention de mettre en vogue, s'élève contre cette proposition d'Hernandez, et croit combattre suffisamment cet auteur, *en disant « qu'il continue à confondre plusieurs maladies très-dif-*

férentes ; mais je le demande, est-ce ainsi que ce rigoriste doit attaquer son adversaire ? est-ce en éludant ainsi la question qu'il démontre à M. Hernandez la fausseté de son assertion ? Il s'agit de savoir si quelquefois le typhus musculaire parvient, dès les premiers jours, à l'état que M. Hernandez désigne sous le titre de second degré. Or, il est bien évident que M. Broussais n'entre dans aucune espèce de discussion à ce sujet, puisqu'il se contente de faire remarquer que le typhus dont il s'agit, diffère essentiellement de la peste et des autres maladies qui proviennent d'une violente contagion. Pourquoi n'a-t-il pas exposé ces différences, comme il l'a fait relativement aux autres maladies ? Il y en a sans doute de bien marquées dont on aurait pu tirer le plus grand parti ; mais il est également certain que la fièvre adynamique et la peste se ressemblent sous beaucoup de rapports, et à tel point qu'elles ont été souvent confondues par des hommes d'un très-grand mérite. D'ailleurs, il est d'observation, que dans la plupart des pestiférés, il survient des symptômes nerveux plus ou moins multipliés, que les uns regardent comme des phénomènes sympathiques d'irritations inflammatoires locales, et que d'autres ont considéré, peut-être avec plus de raison, comme des caractères essentiels de fièvre ataxique (1). Quoi qu'il en soit, il résulte clairement de ces faits que M. Hernandez a eu tort d'assimiler la peste uniquement aux fièvres adynamiques; mais il nous dit une très-grande vérité, quand il prétend que dans ces fièvres, la prostration des forces, la fuliginosité de la langue et la fétidité des excrétions existent quelquefois dans les premiers jours.

Dans la peste, quelle que soit sa nature, la débilité la plus profonde s'empare quelquefois des malades dès les trois premiers jours ; la prostration fait des progrès d'autant plus rapides, que les miasmes exercent une influence plus délétère, et que les sujets sont plus terrorifiés. Que M. Broussais relise l'ouvrage de l'homme courageux et philanthrope (2) dont il a fait un éloge si brillant et si bien mérité, et il verra que ces faits ne sont aucunement controuvés.

Il se convaincra, d'ailleurs, que ce praticien et les autres médecins de l'armée d'Egypte, employaient avec succès, contre la prostration des forces et les accidents nerveux, les toniques que Brown désigne sous les noms

(1) Selle, Pinel.
(2) M. Desgenettes.

de *permanents* et *diffusibles*. Or, on aura beau se livrer à des explications prétendues physiologiques ; on aura beau user de toutes les échappatoires possibles, qu'en résultat il faudra toujours convenir que *dès lors que les stimulants intérieurs procurent la guérison des fièvres continues, ces fièvres tiennent à la faiblesse de l'organisme.* Si cette manière de raisonner ne plaît pas à M. Broussais, j'en suis fâché ; mais c'est la mienne et celle de tous les hommes qui sont esclaves de la vérité, et qui savent se soumettre aux lois de la raison, éclairée par l'expérience.

Mais revenons au fond de la question, et disons, avec M. Hernandez, que dans les fièvres adynamiques, la prostration existe quelquefois dès le deuxième ou troisième jour. J'ai eu l'occasion de voir à l'Hôtel-Dieu et dans ma pratique particulière, un assez grand nombre de sujets affectés de fièvres adynamiques, et j'ai remarqué que, chez la plupart, la prostration des forces n'était excessivement grande que vers le sixième ou septième jour ; mais j'ai également observé deux malades qui, après de longues fatigues et des travaux dans des lieux malsains, furent affectés le premier jour, de faiblesse, de vertiges, de somnolence et d'une perte totale de l'appétit , avec peu de soif , quoique la langue fût sèche. Le deuxième jour, l'un d'eux entra à l'Hôtel-Dieu, dans la salle Saint-Charles , que visitait le professeur Bourdier. Sa langue , les dents et les lèvres étaient fuligineuses , les traits de la face abattus, les yeux tristes et enfoncés, la peau sale et terreuse , sans être plus chaude que dans l'état de santé ; la prostration était à son comble, et le pouls d'une mollesse et d'une faiblesse extrêmes. Dans la nuit il y avait eu des rêvasseries, tandis que le matin de son entrée il existait un délire taciturne ou tranquille. Cet homme était couché sur le dos et ne pouvait sortir de cette position. Les selles et les urines étaient nulles depuis deux jours.

La décoction de quinquina , le vin rouge , des lavements camphrés et une pilule de camphre furent administrés de suite, et l'on fit dans la journée des frictions alcoholiques.

Le troisième jour, la figure était plus animée, les yeux plus vifs, les traits moins retirés, l'abattement moins considérable , le pouls offrait plus de résistance et avait augmenté de fréquence ; dans la nuit il y avait eu une selle involontaire, fétide, qui tachait le linge en brun (Même traitement).

8.

Le cinquième jour, la langue se nettoie sur les bords, la couche fuligineuse des lèvres se détache par écailles, les dents sont couvertes d'un enduit bien sec, le malade se couche par instants sur le côté gauche, le délire a cessé; mais il existe de la somnolence et un peu d'incohérence dans les idées, avec difficulté d'articuler, pouls et chaleur cutanée dans le même état

Le neuvième jour, la langue, les lèvres et les dents sont dépouillées; vers le trou borgne des anatomistes, il existe cependant une légère couche fuligineuse: point de délire ni de somnolence, réponses justes, selles rares, urines claires, désir de prendre un peu d'aliments, légère soif.

On ajoute au traitement prescrit un peu de bouillon, qu'on rend de plus en plus restaurant, à mesure que les symptômes se dissipent.

Le vingtième jour, la convalescence était confirmée, et le malade se promenait un peu autour de son lit, en ayant soin de le soutenir.

Le trente-cinquième jour, il sortit guéri, après avoir perdu presque tous ses cheveux.

Le deuxième sujet, dont j'ai égaré l'observation, n'était entré à l'Hôtel-Dieu que le

troisième jour de la maladie, qui fut un peu
plus difficile à guérir que la précédente, mais
qui se termina de la même manière, sous l'influence des stimulants.

Je ne pus savoir depuis quand les symptômes adynamiques existaient, mais ils étaient
très-évidents le troisième jour. Le docteur
Lafore, qui faisait alors les fonctions d'interne dans la salle Saint-Charles, croyait avoir
entendu dire à des personnes qui avaient conduit le malade, que l'adynamie existait depuis
la veille.

Quoi qu'il en soit, ces deux observations
ne prouvent pas moins que la fièvre adynamique, ou, si l'on veut, le typhus musculaire,
peut arriver dans les premiers jours à l'état
que M. Hernandez appelle deuxième degré,
c'est-à-dire, être caractérisé par une prostration extrême des forces.

Voyons maintenant si les réflexions que
fait M. Broussais, relativement à la convalescence des fièvres adynamiques, sont fondées
sur des données bien positives.

Le docteur Hernandez nous dit très-judi-
cieusement « que lorsque le typhus musculaire
» (fièvre adynamique) se termine heureuse-
» ment, s'il e   arrivé aux symptômes dits de

» putridité , s'il a commencé le deuxième
» degré, la convalescence offre la preuve du
» grand affaiblissement qu'ont éprouvé les
» systèmes musculaire et vasculaire.

» Les forces des muscles, des organes de la
» digestion, de la nutrition, ne se relèvent
» que fort lentement, plus lentement que
» dans le typhus nerveux, à moins que celui-
» ci n'ait été jusqu'au typhus général (1). »

*Je le crois bien, ajoute M. Broussais, car
les voies digestives, qui n'étaient pas seulement affectées dans leur membrane muscu-
leuse, comme le pense M. Hernandez, qui va
bientôt nous montrer combien est fausse l'idée
qu'il s'est faite des membranes muqueuses,
conservent une si grande susceptibité, qu'il est
très-difficile de rencontrer des aliments bien
appropriés aux forces vitales; mais on obser-
vera toujours, continue-t-il, que moins la stimulation était violente durant la maladie,
moins la convalescence offrira de difficultés.
Je ne suis donc pas surpris de voir les conva-
lescents des soi-disantes fièvres gastro-ataxi-
ques, entéro-mésentériques, tomber dans la
consomption, ou n'obtenir leur guérison qu'au
bout de plusieurs mois, lorsque le refroidis-
sement de la température vient diminuer la*

(1) Ouv. cité, p. 170.

*susceptibilité gastrique, et réparer les fautes
du médecin.*

Tout cet alinéa me paraît d'une absurdité
d'autant plus palpable, que je crois avoir démontré l'existence de la fièvre adynamique,
indépendante de l'inflammation du canal intestinal.

Ici, comme dans beaucoup d'autres endroits,
M. Broussais nous donne pour des observations rigoureuses, des raisonnements chimé-
riques, de misérables hypothèses, dés suppositions qui ne reposent sur rien, et qui font
voir l'esprit de contradiction, je dirais presque la mauvaise foi qui dirige l'auteur dans la
plupart de ses critiques. Il croit avoir tout dit,
quand il soutient que la longueur de la convalescence dans les maladies, est en raison de
la violence de l'irritation du canal digestif; et,
parce que cela est vrai pour les inflammations,
il fait l'application de ce principe à toutes
les fièvres, et sur-tout à la fièvre adynamique,
sans se mettre en peine de savoir si réellement
elle peut avoir lieu, indépendamment de l'état
phlogistique des organes du bas-ventre, et spécialement de l'estomac et des intestins.

Personne ne doute que cette maladie ne soit
souvent exempte de complication inflamma-

toire ; et bien ! n'importe, M. Broussais le nie
formellement, parce qu'il veut être distingué,
et faire voir qu'il n'y a de bon observateur
que lui, d'homme judicieux que lui, de
génie supérieur que le sien. Il sait bien qu'il
ne fera pas beaucoup de prosélytes parmi
les bons praticiens ; mais cela ne l'empêche
pas de rester imperturbablement attaché à
son système, lors même qu'on répétera pendant sa vie, que dans la vraie fièvre adynamique, il n'y a que de la faiblesse dans
tous les tissus organiques ; que le système
musculaire est spécialement affecté d'une débilité profonde, qui va croissant à mesure
que la maladie avance ; que la nutrition souffre
considérablement ; et qu'enfin, lorsque les
malades ont le bonheur d'échapper au danger
qui les menace, lorsqu'ils entrent en convalescence, ils ne se rétablissent jamais que d'une
manière lente et successive, parce qu'il faut
du temps, et beaucoup de temps, pour remonter les forces épuisées, et réparer les pertes
qui se sont opérées. Mais avec quoi remédiera-
t-on au mal qui est fait ? C'est précisément
avec les médicaments, les aliments et les
boissons, que M. Broussais appelle *incendiai-*
res, et qu'il considère comme très-propres à

augmenter les inflammations quand elles existent, et à les faire développer lorsque les organes en sont exempts. C'est avec les toniques
de toute espèce qu'on obtient ces heureux résultats (1); c'est sous leur influence qu'on

(1) En 1814, M. D***, ancien négociant, me fit
appeler pour donner des soins à une de ses enfants âgée
de six ou sept ans, qui depuis quelques jours éprou-
vait des symptômes d'embarras gastrique. Je commen-
çai par lui donner des boissons délayantes, et le
2me jour je la fis vomir et lui fis rendre une grande
quantité de glaires bilieuses. Plusieurs laxatifs acides
furent ensuite donnés jusqu'au 13e jour, époque où
l'enfant tomba dans une adynamie complète. Sa langue,
les dents et les lèvres devinrent noires; un délire
taciturne survint, ainsi qu'une extrême prostration des
forces, sans chaleur à la peau, ni fréquence dans le
pouls, ni selles involontaires. J'ordonnai la décoction
de quinquina acidulée, des lavements avec du quinquina
et du camphre, et du bon vin de Bordeaux par cuil-
lerées. Le 4e jour de ce traitement, le délire avait cessé;
l'enfant connaissait toutes les personnes qui l'entouraient; les dents et les lèvres étaient dépouillées de
la couche fuligineuse, le pouls avait pris un peu de
fréquence, en même temps qu'il s'était raffermi. L'enfant
ne voulut plus alors de la décoction de quinquina; on
fut obligé de lui administrer l'extrait en friction, en
continuant les lavements toniques. Le 21e jour de la
maladie, la langue était assez propre, et l'enfant réclamait des aliments, qu'on lui accorda avec beaucoup

voit les malades acquérir la possibilité de se promener; que les infiltrations atoniques des jambes disparaissent; que la pâleur de la face et la maigreur se dissipent; que le pouls prend de la force; que les organes digestifs recouvrent leur énergie; que la respiration devient aisée et grande; que l'usage des sens se rétablit; qu'enfin les facultés intellectuelles reprennent leur rhythme habituel. Or, je demande si M. Broussais et tous les *Broussainiens* du monde, obtiendraient de semblables résultats par l'emploi des boissons mucilagineuses et délayantes, par l'abstinence absolue

de ménagement. Le 30°, la convalescence était assurée, et le 50°, la guérison était complète.

Dans le mois de novembre 1817, j'ai également donné des soins à un jeune homme de 14 ans, fils de M. Alozet, ancien imprimeur du gouvernement en Italie. Il était au 19° jour d'une fièvre bilieuse, qui avait été traitée par les vomitifs, les purgatifs et les boissons acides, lorsque des symptômes adynamiques, tels que la prostration des forces, la fuliginosité de la bouche et des dents, des vertiges, de la somnolence alternant avec un subdelirium, etc. se manifestèrent. J'eus recours aux mêmes moyens, que pour la malade précédente, et j'eus la satisfaction de voir le jeune homme entrer en convalescence vers le 30 au 32° jour de la maladie.

des aliments solides et des spiritueux ? Certes, il nous est permis d'en douter, et même de croire que les neuf dixièmes des malades succomberaient à cette *thérapeutique asthénique.* Elle réussirait sans contredit beaucoup mieux dans le prétendu typhus lymphatique de M. Hernandez, sur lequel nous allons fixer l'attention de nos lecteurs.

Typhus lymphatique.

M. Broussais trouve avec raison que c'est le plus curieux de tous les typhus, en tant qu'il n'est fondé que sur des abstractions bizarres et futiles. En effet, ici comme par-tout ailleurs, le docteur Hernandez confond les objets les plus disparates, éloigne les uns des autres ceux qui ont entre eux le plus d'affinités, et s'amuse à faire des distinctions aussi frivoles que ridicules.

Qui croirait, par exemple, que ce médecin, qui ne s'est proposé rien moins que de recomposer la science, vient nous dire sérieusement que le deuxième degré du typhus nerveux rentre dans le typhus lymphatique, par cela même que celui-ci s'accompagne lorsqu'il est arrivé à sa deuxième période, d'accidents nerveux ? Mais ce n'est pas tout, l'histoire du typhus lymphatique, pour être complète, comprendrait, selon lui, celle du second degré du typhus musculaire; ce qui veut dire, en d'autres termes, que ces trois sortes de typhus ne constituent qu'une seule et même maladie. Or, s'il en est ainsi, nous ne voyons pas pourquoi l'auteur en fait trois genres bien distincts, auxquels il accorde d'abord une existence indépendante. Mais il a voulu dire, probablement, que, par l'action d'une ou de plusieurs causes accidentelles, il pouvait survenir des complications, qui donnent à la maladie la physionomie des fièvres adynamiques et ataxiques; et que, dès lors, il était nécessaire, pour compléter l'histoire du typhus lymphatique, de tenir compte de ces maladies accessoires. Si telle a été sa pensée, nous la partageons entièrement; mais nous sommes très-loin de croire avec lui que la fuliginosité de la bouche, la prostration des forces, la faiblesse du pouls, les agitations nerveuses et sur-tout le délire, soient des signes qui indiquent infailliblement la réunion des fièvres dites adynamiques et ataxiques, avec le typhus lymphatique. Il est facile de prouver, d'après les observations seules de Wagler, que tous ces phénomènes résultent le plus ordinairement dans les fièvres muqueuses, de l'in.ensité de l'inflammation qui affecte le système muqueux en général, et plus spécialement la membrane veloutée du canal intestinal. Que M. Hernandez se donne la peine de relire l'ouvrage de cet illustre médecin, et il verra que la plupart des sujets, dont on a relaté l'histoire sous le triple titre de fièvre *muqueuse, maligne, putride,* sont précisément ceux qui ont présenté le plus de symptômes inflammatoires, et qui se sont le mieux trouvés des antiphlogistiques et des adoucissants. Il acquerra la certitude que l'emploi des toniques et des évacuants très-actifs, leur était en général fort contraire, et que la plupart des malades succombaient au milieu des angoisses les plus cruelles. Qu'à l'ouverture des corps on trouvait dans l'estomac et les intestins, non-seulement des mucosités épaisses, mélangées ou non avec une bile poisseuse, mais encore des vers, des plaques inflammatoires plus ou moins étendues, des ulcérations des diverses grandeurs, le gonflement et l'endurcissement des follicules muqueux, enfin un développement extraordinaire des glandes mésentériques, qui, quelquefois, étaient suppurées et même gangrénées.

Les autres portions du système muqueux étaient également affectées d'inflammation ; mais, en général, elles l'étaient moins que le canal intestinal.

Si donc il est hors de doute que les inflammations membraneuses et même parenchymateuses, peuvent devenir la cause d'une foule d'accidents nerveux ; s'il est vrai que quelquefois les forces vitales sont d'autant plus fortement enchaînées, que l'irritation est plus violente et occupe des surfaces plus étendues, il résulte évidemment de là, que l'agitation du système nerveux, la faiblesse du pouls et l'abattement de la fibre musculaire, n'indiquent pas que l'adynamie et l'ataxie essentielles compliquent la fièvre muqueuse. D'où découle cette autre conséquence que M. Hernandez tombe dans une erreur très-grave, quand il considère ces phénomènes morbides, comme le résultat unique de *l'asthénie*. Mais faudrait-il dire, avec M. Broussais, que toujours les accidents nerveux et l'adynamie qui se manifestent durant la marche de la fièvre muqueuse, ou si l'on veut de l'inflammation du système muqueux, dépendent de l'irritation des parties enflammées ?

Quant à moi, j'avoue que je suis loin de

partager une pareille opinion, et, d'autant
plus, qu'elle paraît s'élever contre les résultats de l'expérience, qui prouve que des causes particulières, tels que les miasmes, les
boissons corrompues, les aliments putréfiés,
les chagrins et sur-tout la nostalgie, donnent
quelquefois naissance à des symptômes adynamiques et ataxiques, qui, très-souvent,
disparaîtraient sous l'influence d'un traitement stimulant, s'il n'existait une phlegmasie.
C'est uniquement à cette affection qu'on doit
attribuer les mauvais effets du quinquina et
des autres toniques, que réclament les phénomènes nerveux et adynamiques, et que re-
pousse, au contraire, l'inflammation des voies
digestives.

Aussi, remarque-t-on que, lorsque ces
phénomènes se développent vers la fin des
fièvres muqueuses, c'est-à-dire au moment
où l'irritation phlogistique est tombée, on les
combat avec d'autant plus de succès, que l'irritabilité du système muqueux est plus apaisée.
Or, je doute beaucoup qu'on obtînt des effets
aussi salutaires, si l'inflammation était la seule
cause de la faiblesse et des autres symptômes,
qui caractérisent les fièvres adynamiques et
ataxiques. Car, dès lors que l'irritation est

assez active, pour mettre aussi fortement en jeu tout le reste de l'économie, il n'y a pas de raison pour que des médicaments stimulants ne la rendent encore plus intense, ainsi que les phenomènes qui en dépendent.

Je présume que M. Broussais ne cherchera pas à détruire ce raisonnement, dont j'ai déjà fait usage, car je lui rappelerais ce qu'il nous a dit précédemment en parlant des péripneumoniques, chez lesquels, selon lui, *il ne faut que donner quelques bonnes doses de vin, pour augmenter la faiblesse d'oppression qui se manifeste.* Or, comme la différence, entre la péripneumonie et la gastro-entérite, ne porte pas sur la nature de ces maladies; comme il n'y a absolument que la différence de siége, il en résulte que les effets produits par le vin dans la première de ces affections, doivent aussi se montrer dans la seconde. Cependant, c'est ce qui n'a pas lieu dans tous les cas où les symptômes adynamiques compliquent la fièvre muqueuse, par conséquent la faiblesse peut-être indépendante de l'inflammation du canal intestinal. Il serait aussi absurde de soutenir le contraire, que de prétendre, avec M. Broussais, qu'il n'y a d'autre différence entre la fièvre ataxique, et le typhus lymphatique (fièvre muqueuse des auteurs) *que celle de la constitution individuelle qui se trouve ici plus disposée à la sécrétion muqueuse.* L'une de ces propositions n'est pas plus soutenable que l'autre, attendu que les faits qu'on recueille journellement et ceux qu'on trouve dans tous les livres de médecine pratique, les détruisent complétement. Il faut que M. Broussais compte bien sur l'ignorance de tous les médecins et sur leur facilité à se laisser entraîner par des idées paradoxales, pour venir nous raconter des balivernes de cette espèce, et se persuader que nous allons y ajouter la même confiance que les niais aux prophéties de Nostradamus.

Nous l'avons déjà dit, et nous le répétons avec les praticiens les plus éclairés : nous sommes certains que les inflammations des voies gastriques peuvent être la cause d'accidents nerveux plus ou moins multipliés; mais il nous est impossible d'admettre que ces accidents proviennent de la même source, lorsque nous les faisons disparaître par des médicaments irritants, que nous plaçons précisément sur les organes où l'on nous dit que l'inflammation a son siége ; lorsque d'ailleurs ces prétendues phlegmasies ne donnent aucun signe de leur existence. On aura beau nous répéter, jusqu'à satiété et dans le seul objet de sortir d'embarras, que la douleur n'est pas un signe infaillible de l'inflammation des viscères (1) ; je n'en serai pas moins persuadé que si l'irrita-

(1) Cette idée n'appartient aucunement à M. Broussais. Thomas Simson, Morgagni, De Haen, James Sims et surtout Pujol, avaient observé avant lui que la douleur n'était pas un signe infaillible de l'inflammation. En parlant des phlegmasies aiguës M. Pujol nous dit p. 53 de son essai, « que les vis-» cères les plus sensibles sont quelquefois réduits à un » tel degré de stupeur nerveuse, *qu'ils perdent toute* » *susceptibilité du sentiment dolorifique,* quoique » pourtant la nature continue toujours à exercer dans » ces organes toute la liberté des mouvements arté-» riels. » Quand il s'agit des inflammations chroni-ques, il dit : « que les symptômes caractéristiques » et locaux qui les accompagnent ne sont pas si » saillants et si tranchés que dans les phlegmasies » aiguës. On doit même savoir, ajoute-t-il, qu'en bien » des occasions ; *ils se trouvent si obscurs et pour ainsi* » *dire si effacés, que le médecin a besoin de toute sa* » *sagacité pour démêler leur nature et les rapporter* » *à leur véritable cause.* » (p. 75.) Plus loin, p. 86. » Les douleurs locales qui accompagnent ces inflam-» mations lentes de l'intérieur ne sont pas ordinaire-» ment bien vives et bien poignantes. *Ces douleurs* » *aiguës manquent même quelquefois dans les inflam-* » *mations les plus intenses et les plus graves.* »

tion est assez forte pour donner naissance à des phénomènes qui simulent l'ataxie et l'adynamie, les organes qui en sont le siége ne sont jamais indolents. Ce n'est en général que dans les cas où la phlegmasie a dégénéré en chronique, c'est-à-dire, quand elle a dépassé sa durée ordinaire, que les divers tissus de l'économie expriment peu ou point, par la douleur, la nature de la maladie qui les affecte. Et encore cela n'arrive-t-il pas toujours, ou plutôt ne s'observe que très-rarement, puisqu'il est vrai de dire que sur cent malades atteints de gastrite ou d'entérite chronique, il y en a au moins quatre-vingt-dix qui ressentent des souffrances dans l'estomac ou les intestins.

Je ne vois pas de meilleure preuve de ce que j'avance, que les observations de M. Broussais, consignées dans l'*Histoire des Phlegmasies chroniques.*

Fièvres intermittentes.

L'article que M. Hernandez consacre à ces fièvres est extrêmement court, et a pour objet de prouver qu'elles ne dépendent ni de l'*asthénie* ni de l'état *sthénique*, et qu'elles se montrent avec ces deux dispositions de l'orga-

nisme. Ce qui veut dire, selon M. Broussais,
qu'elles sont et ne sont pas asthéniques. Le nouveau systématique suppose de plus que le docteur Hernandez a voulu dire « que les per-
» sonnes fortes et les personnes faibles sont
» également sujettes aux fièvres intermit-
» tentes, mais que ces maladies ne dépendent
» ni de l'excès de force, ni de l'excès de fai-
» blesse. »

Si je ne me trompe, il me semble que
M. Broussais aurait pu se dispenser de faire
un commentaire aussi insignifiant, puisque
M. Hernandez s'explique au moins aussi clairement que lui ; mais il a voulu sans doute s'a-
muser à faire des jeux de mots, parce qu'à
toute force il veut ridiculiser l'auteur qu'il
analyse. Il aurait, je crois, beaucoup mieux
fait d'examiner s'il existe effectivement des
fièvres intermittentes qui s'accompagnent
d'une faiblesse essentielle jointe à une grande
irritabilité, et si d'autres tiennent à une *irritation* forte de tout l'organisme ou de quelque
organe seulement. La question, envisagée
sous ces deux points de vue, aurait probablement conduit l'auteur à de grandes et belles
considérations, bien plus profitables à la
science et à l'humanité, que ses commentaires

sur les phrases du docteur Hernandez. Mais M. Broussais s'est bien gardé de se livrer à de pareilles recherches, parce qu'il a senti qu'elles lui donneraient des résultats très-divers. Il a même été jusqu'à dédaigner de faire remarquer que toutes les fièvres intermittentes ne guérissent pas par le quinquina, que quelques-unes et sur-tout les intermittentes printanières, disparaissent, parfois, sous l'influence pure et simple des saignées et des raffraîchissants (1). C'était cependant en citant des faits de cette espèce, qu'il pouvait ajouter un lustre de plus à son lumineux système, et faire ressortir l'erreur de M. Hernandez, qui prétend que la fièvre intermittente réclame toujours l'usage du quinquina et de l'opium, et que les autres moyens thérapeutiques ne servent qu'à combattre les dérangements locaux et généraux qui peuvent s'associer avec cette fièvre.

Quant aux observations que fait M. Hernandez sur les métamorphoses des fièvres intermittentes en continues; elles me paraissent conformes à l'expérience, puisqu'il est de fait que les intermittentes printanières qui, selon la remarque de Sydenham, ont beaucoup de

(1) Voyez Sydenham.

rapport avec les fièvres inflammatoires, sur-
tout quand elles attaquent les jeunes gens, se
transforment souvent en continues lorsqu'on
administre trop vite le quinquina, et qu'on
n'a pas la précaution de faire précéder l'usage
de la saignée. Il en est de même relativement
aux intermittentes bilieuses, dans lesquelles
on n'a pas le soin de procurer des évacuations
suffisantes, et qu'on cherche à combattre, dès
les premiers accès, par les amers ; elles deviennent fréquemment continues, et, pour s'en
convaincre, il n'y a qu'à lire les observations
de l'illustre *Finke*. Quant aux fièvres perni-
cieuses intermittentes et sur-tout subintrantes,
il n'y a pas un observateur qui ne sache qu'elles
passent, avec une facilité extrême, au type
continu, et que par là, elles deviennent infiniment plus dangereuses. On voit donc, d'a-
près cela, que M. Hernandez a eu raison d'indiquer ces changements de type, et que le
docteur Broussais a tort de soutenir, contre
l'opinion générale, qu'ils n'ont pas réellement
lieu.

Fièvre bilieuse gastrique.

L'article que le docteur Hernandez consacre à l'examen de cette fièvre, est peut-être

le plus extraordinaire de tous ceux qui se trouvent dans son ouvrage. Il a pour objet de nous prouver, 1° que la fièvre bilieuse ou méningo-gastrique n'est pas une maladie primitive; 2° que la bile n'est pas la cause qui lui donne naissance, parce qu'elle est incapable d'irriter les organes chylopoïétiques; 3° qu'elle est presque toujours consécutive à l'état gastrique qui tient à la faiblesse de ces organes; 4° que les évacuants sont toujours nuisibles dans cette fièvre, par la raison qu'ils augmentent la débilité; 5° enfin, que les médicaments toniques sont les seuls qui puissent la combattre et prévenir ses suites.

Toutes ces propositions sont développées avec beaucoup d'étendue; mais, malheureusement pour l'auteur, ses discussions reposent tout-à-fait sur des bases fort incertaines; c'est-à-dire, sur des raisonnements très-diffus, obscurs, et si manifestement en opposition avec les faits, qu'on ne les lit qu'avec un dégoût extrême. Ce qu'il y a de très-remarquable, c'est que M. Hernandez ne se doute pas un instant des contradictions manifestes et nombreuses qui se trouvent dans les quarante-quatre pages qu'il a écrites sur la fièvre gastrique. En voici une entr'autres qui n'a point échappé au docteur Broussais, et qui ne pouvait manquer de frapper le lecteur le moins attentif.

« Il est dit, page 198 de *l'Essai sur le*
» *Typhus*, que la cause prochaine des fiè-
» vres gastriques consiste dans *une irritation*
» *morbide des premières voies*, qui amène
» une sécrétion dérangée dans ces organes,
» d'où l'on tire la conséquence que *tout ce*
» *qui introduit l'irritation dans les premières*
» *voies sans arriver à l'inflammation, produit*
» *donc l'état gastrique.* » Ce qui veut dire,
en d'autres termes, que l'état gastrique est le
produit de l'irritation. Cela est évident, cela
est incontestable pour tout le monde, excepté,
sans doute, pour M. Hernandez, qui déclare,
page 236, « que l'état gastrique est un état
» spécial des premières voies, *produit de leur*
» *asthénie*, amené, le plus souvent, dans les
» fièvres par l'affaiblissement général, *tou-*
» *jours peu influant et n'offrant pas des in-*
» *dications particulières essentielles.* »

Mais ce n'est pas tout, après avoir soutenu,
dans différents endroits, que cette *asthénie*
existe réellement, et que l'état gastrique en
dépend, M. Hernandez cherche à expliquer
la formation de la fièvre, qui, très-fréquem-

ment, accompagne ce dernier, et il nous prouve *qu'elle résulte de la vive réaction que les organes affectés développent et propagent consensuellement à tout l'organisme.*

Certes, il ne faut pas être très-clairvoyant pour juger que M. Hernandez ne peut se mettre d'accord avec lui - même, et que sa théorie de la fièvre gastrique est un véritable contre-sens pathologique, en admettant que ce qu'il appelle l'*état* gastrique tient à la faiblesse des organes chylopoïétiques ; car, s'ils sont affaiblis, comme il le prétend, il est de la plus grande évidence qu'ils ne doivent pas dé- terminer *une vive réaction* qui s'étend à tout le reste de l'économie ; ou bien, il faut dire que la force est la fille de la faiblesse, et que pour qu'un malade ressente des phénomènes très-violents, il faut nécessairement qu'il soit plongé dans la plus profonde asthénie. Si , au contraire, il se manifeste une forte réaction, rendue sensible par la chaleur âcre et mordi- cante de la peau, la fréquence et la vivacité du pouls , la soif ardente et l'appétence pour les boissons froides et acides, la céphalalgie, sur-tout frontale; si le foyer de cette réaction a lieu, principalement dans les organes chylo- poïétiques , il s'ensuivra 1° que l'état gastrique ne dépend pas uniquement de la faiblesse de ces organes ; 2° qu'il est aussi l'effet de l'irritation ; 3° et que, sous ce rapport, il mérite une attention, d'autant plus particulière, qu'il exerce une influence plus grande sur le reste de l'organisme. D'après cela, l'on ne conçoit pas comment M. Hernandez a pu avancer sérieusement que l'état gastrique ou, autrement dit, l'embarras stomacal est toujours peu influant, et n'offre pas des indications particulières essentielles, lorsqu'il s'évertue et met son esprit à la torture pour nous démontrer, que c'est de la stimulation exercée sur les organes gastriques, que résulte la fièvre. J'aimerais autant dire que l'état des poumons ne mérite aucune considération, lorsque l'intensité de leur inflammation produit un mouvement fébrile très-considérable. L'une de ces propositions serait aussi soutenable que l'autre, quoiqu'il saute aux yeux que toutes les deux sont de la plus grande absurdité. Je conviendrai volontiers, avec M. Hernandez, qu'à la fin de plusieurs maladies aiguës, et même durant le cours de quelques maladies chroniques, il survient par fois des embarras gastriques qui tiennent à l'état de faiblesse générale des malades ou de l'estomac en particulier, et qu'on les fait dis-

paraître par l'usage des toniques ou des stimulants. J'avouerai même qu'on voit ces sortes
d'embarras se développer chez des personnes
très-saines, d'ailleurs, et qui ont fait usage,
soit d'aliments très-relâchants, soit de boissons
dont l'action est essentiellement débilitante.
Mais je suis loin d'en inférer, à l'exemple de
M. Hernandez, que tout embarras gastrique
est amené, primitivement, par la débilité de
l'estomac ou des organes chylopoïétiques,
parce que les faits démentent cette assertion,
et font voir que des causes irritantes, agissant sur ces organes, occasionent aussi des
embarras gastriques.

M. Hernandez convient lui-même de ce fait,
puisqu'il déclare que tout ce qui produit l'irritation dans les premières voies, sans arriver
à l'inflammation, amène l'état gastrique; mais
il ne fait pas remarquer que les *tissus affectés
deviennent dans ce cas, plus ou moins douloureux;* qu'ils réagissent d'autant plus fortement sur le reste de l'économie, qu'ils sont
plus irrités. Traiter ces embarras gastriques
par des toniques ou des irritants, avant d'avoir
modéré l'irritation par des boissons délayantes
et adoucissantes, serait vouloir s'exposer à
changer la nature de la maladie, et à faire

d'une simple excitation une véritable inflammation. Cé n'est pas que la douleur ne soit
enlevée par un irritant, tel que l'émétique ;
mais c'est sur-tout lorsqu'elle reconnaît pour
cause la présence d'une plus ou moins grande
quantité de matières saburrales ou bilieuses ;
et encore faut-il, dans ce cas, que l'irritation
ne soit pas arrivée à un très-haut degré ; car,
alors, il est à craindre qu'il existe une phlogose, et qu'on ne la rende plus intense en
stimulant fortement l'organe où elle a son
siége.

En nous résumant, nous devons donc établir 1° qu'il y a véritablement des embarras
gastriques qui tiennent à une espèce de relâchement ou de faiblesse des organes chylopoïétiques, et qui peuvent disparaître sous
l'influence pure et simple des médicaments
toniques et augmentent en général par l'usage
des relâchants ;

2° Qu'une autre espèce, bien plus commune,
paraît tenir à l'irritation des mêmes organes,
ou du moins s'accompagne des phénomènes
qui annoncent un surcroît de sensibilité dont
les nuances varient considérablement.

Nous ne chercherons pas à déterminer ici
si cette irritation des organes précède l'alté

ration des fluides ou si elle résulte de l'action que ceux-ci provoquent dans les solides. -

Nous n'examinerons pas davantage si l'estomac, irrité primitivement, exerce une action sympathique sur le foie et les organes biliaires ; ou si ces derniers mettent fortement en jeu la vitalité de l'estomac et du duodenum ; car, outre que nous ne pourrions que nous perdre dans des recherches de cette espèce, nous n'entrevoyons pas les avantages qu'elles pourraient avoir pour la pratique, qui nous apprend que lorsque l'estomac est légèrement irrité et que cette irritation s'accompagne de nausées, d'amertume de la bouche, d'un enduit jaunâtre ou blanchâtre de la langue, de soif et d'appétence pour les boissons acides et froides, de dégoût pour toutes sortes d'aliments et sur-tout pour les substances animales, de céphalalgie frontale, de lassitudes dans les membres, etc., il faut, après avoir plus ou moins délayé les malades, leur faire prendre un émétique, qui, très-souvent, fait disparaître et la douleur de l'épigastre, et tous les symptômes qui l'accompagnent. Mais cette même pratique nous fait voir aussi que si, la douleur de l'épigastre est très-vive, la langue et les lèvres plus ou moins rouges , sèches et luisantes , quels que soient d'ailleurs les symptômes , il ne faut pas hasarder le vomitif, parce que, loin de faire cesser les accidents, il ne fait que les rendre plus graves, provoque souvent un délire plus ou moins violent, ou des convulsions d'autant plus effrayantes , que les sujets sont plus irritables. Mais pourquoi ces phénomènes se développent-ils ? C'est parce que dans les neuf dixièmes de cas de cette espèce, les organes de la digestion sont atteints de phlegmasie. Or, il est facile de sentir d'après cela que les indications sont de modérer et de détruire l'inflammation ; ce à quoi l'on parvient par des saignées locales ou générales, des fomentations émollientes, des layements et des boissons de même nature. Si l'indication du vomissement se soutenait après que l'irritation serait tombée, on devrait encore agir avec beaucoup de réserve, c'est-à-dire, qu'on ne la favoriserait que par des moyens fort doux, afin d'éviter la reproduction de la phlegmasie. Nous remarquerons au surplus que ces sortes d'embarras gastriques disparaissent en général sans d'autres moyens que la diète ou les boissons légères.

Il résulte donc de ce que nous venons de

dire, que M. Hernandez n'est pas plus autorisé à considérer l'état gastrique comme l'effet constant de la faiblesse des organes chylopoïétiques, que M. Broussais, de lui donner pour cause l'irritation inflammatoire de ces mêmes organes, par cela seul qu'il se développe de la douleur qui, en général, s'accompagne d'un mouvement fébrile proportionné à son intensité.

Ce qui prouve manifestement que la douleur, ainsi que la réaction générale qui la suit, n'est pas le signe infaillible de l'inflammation, c'est que dans l'affection qu'on désigne sous le nom d'*embarras gastrique*, on les fait bien souvent disparaître, ou du moins on les diminue en provoquant des vomissements plus ou moins violents, par le tartrate de potasse antimonié, ou tout autre émétique. Or, je le demande, serait-il raisonnable de penser que l'émétique, qui n'est qu'un poison corrosif, enleverait ainsi la douleur et les autres phénomènes sympathiques, si réellement ils n'étaient que le produit de l'inflammation ? N'est-il pas, au contraire hors de doute qu'ils rendraient tous les accidents beaucoup plus intenses, en ajoutant un degré de plus à l'irritation des parties affectées ?

C'est lorsqu'il y a de l'inflammation dans les organes gastriques , ou quand elle est provoquée par de trop vives secousses, qu'on voit la fièvre « se *déclarer* le lendemain de l'émé-
» tique, se *caractériser* sous l'influence du
» quinquina, de la serpentaire de Virginie,
» du camphre, du vin, de l'eau-de-vie; se
» *terminer* d'une manière si funeste, malgré
» l'emploi de ces puissants toniques (1); »
mais ce ne sera pas bien certainement dans les cas où, selon M. Broussais, « la présence
» des matières bilieuses est assez importune
» sur la surface délicate du canal digestif,
» pour exiger l'emploi des moyens évacua-
» tifs (2). » M. Broussais nous dit qu'il ne veut pas donner la distinction de *tous ces cas*,
« parce que ce n'est pas sa tâche. » Je voudrais bien savoir à qui elle appartient, si ce n'est à celui qui s'est chargé de faire *l'examen de la doctrine médicale?* Mais sera dupe qui voudra en ce tour de passe-passe; quant à moi, je ne le suis pas, et j'y vois assez clair pour juger que si l'auteur s'était expliqué franchement, il allait faire une brèche terrible à son *brillant* système.

(1) Page 47 de l'Examen de la doctrine médicale.
(2) *Ibid.* , page 47.

Au reste, je dois lui faire remarquer que ces cas, dont il fait seulement mention pour contrarier M. Hernandez, sont ceux où les saignées locales et générales produisent les plus fâcheux effets, et où les vomitifs, les purgatifs et les boissons acides, suffisent souvent pour amener la guérison (1). Ceux, au contraire, où la gastrite est bien prononcée, exigent impérieusement la soustraction d'une certaine quantité de sang, réclament les boissons adoucissantes, les bains, les fomentations émollientes, et quelquefois aussi les révulsifs. Les purgatifs et les vomitifs sont de vrais poisons, et entraînent fréquemment la perte des sujets, « parce que ce n'est jamais en stimu-
» lant l'organe qui est le siége de l'irritation,
» que l'on parvient à calmer les phlegmasies
» intenses, sur-tout dans les organes inté-
» rieurs, quelque faible que paraisse le ma-
» lade qui en est affecté (2); » cependant, si l'embarras gastrique proprement dit, et l'inflammation de l'estomac, ne constituaient qu'une seule et même maladie, il est de la plus grande évidence que des moyens de na-

(1) Voyez Tissot, épidémie de Lausanne ; Stoll, ratio medendi; Finke, épidémie de Tecklembourg.

(2) Page 52 de l'Examen de la Doctrine médicale,

ture identique devraient être employés pour les combattre. Or, nous venons de voir que c'est précisément tout le contraire : donc ces deux maladies doivent être distinguées avec d'autant plus de soin, que les erreurs de traitement peuvent devenir funestes.

Nous ne terminerons pas cet article sans faire remarquer que tout ce que nous dit M. Hernandez sur l'action *uniquement débilitante* des évacuants, est complétement dénué de raison, et essentiellement contraire à l'expérience de tous les siècles. M. Broussais le réfute en peu de mots, et lui fait voir que les purgatifs et les vomitifs ne déterminent et ne peuvent déterminer des évacuations qu'en stimulant plus ou moins fortement le canal intestinal.

Complication du Typhus.

Dans la troisième partie de son ouvrage, le docteur Hernandez cherche à déterminer les complications dont les typhus sont susceptibles, et il commence par établir qu'aucun système n'est affecté isolément dans l'état fébrile ; parce que tous, et sur-tout le *sensitif*, le *moteur*, le *nutritif*, ont des rapports essentiels de tous les instants, sans lesquels la vie ne pourrait subsister.

Ce sont ces rapports qui rendent faciles et nécessaires les complications des typhus entre eux; et ce qui les distingue particulièrement, c'est l'affection prédominante de chacun de ces systèmes : d'où il résulte que c'est sur cette lésion plus prononcée, que l'attention du médecin doit naturellement se porter, afin d'établir un traitement spécial, dont les modifications seront subordonnées aux lésions des autres systèmes.

De ces données découle cette autre conséquence, *que pour connaître les complications, il faut isoler les symptômes et la marche qui* appartiennent à chaque typhus. L'auteur croit avoir rempli cette tâche en distinguant ses trois typhus, et en leur assignant des caractères qui, selon lui, *sont bien tranchés dans l'observation.*

Cependant rien n'est moins clair que les distinctions de M. Hernandez; rien n'est moins précis que l'étiologie de ses typhus; rien enfin n'est plus confus que les caractères tranchés qu'il leur donne; je l'ai prouvé précédemment, en faisant voir qu'il comprenait constamment dans la même description les phénomènes de la plus violente irritation avec ceux de la plus profonde faiblesse. S'il avait décrit sous le nom vague de typhus de vraies *fièvres adynamiques et ataxiques*, il est bien certain qu'on ne pourrait pas se dispenser de convenir avec lui, que *l'essence de ses typhus consiste dans l'asthénie*, puisqu'il est vrai de dire, que le plus souvent ces maladies sont provoquées par des causes débilitantes; qu'une faiblesse profonde est un de leurs grands caractères ; que les moyens débilitants, loin d'arrêter leur marche destructive, paraissent au contraire la favoriser; qu'enfin les toniques permanents et diffusibles sont les seuls médicaments qui puissent les maîtriser, ou du moins ceux qu'on administre avec le plus de succès. Mais il est incontestable que M. Hernandez n'a pas décrit *seulement* des fièvres adynamiques et ataxiques, et qu'il a amalgamé dans le même ordre les maladies qui diffèrent essentiellement d'elles par leur nature, quoiqu'elles s'accompagnent de plusieurs phénomènes, en apparence semblables. M. Broussais a parfaitement reconnu ce vice de l'ouvrage de M. Hernandez; et comme l'observation lui a démontré que les inflammations du canal digestif étaient fréquemment accompagnées de

symptômes qui peuvent en imposer, et faire
regarder la maladie pour une fièvre adynamique ou ataxique, il a vivement attaqué
M. Hernandez, et lui a fait voir que ses prétendues analyses étaient tout-à-fait chimé-
riques. Mais il a été beaucoup trop loin, quand
il a voulu tout ramener à ces inflammations, et
qu'il a prétendu que les systèmes nerveux et
musculaire n'étaient pas spécialement affectés
dans ces fièvres. A mon avis, M. Hernandez
n'a d'autre tort que de n'avoir pas su séparer
les inflammations et la fièvre symptomatique
qui en est le résultat, des fièvres adynamiques
et ataxiques proprement dites. Si son analyse
s'était étendue jusque-là, il aurait fait un
travail extrêmement utile, dont les médecins
lui auraient tenu beaucoup plus de compte,
que de ses sophismes et de ses vaines spéculations.

Quoi qu'il en soit, il résulte de l'étude attentive des faits, que les fièvres putrides et
malignes peuvent se compliquer entre elles,
ou du moins que leurs symptômes se combinent et marchent ensemble pendant des temps
plus ou moins déterminés. Monro, Huxam,
Pringle, Lind, Desgenettes, Larrey, etc.,
ont fait voir que ces complications étaient très-

communes dans les camps, les armées, les
prisons, les vaisseaux, les hôpitaux mal aérés,
et en général dans tous les lieux où l'atmos-
phère est corrompue, soit par le défaut de re-
nouvellement d'air, soit par des émanations putrides. Mais est-il très-probable qu'on ait souvent confondu la complication de la fièvre adynamique ou ataxique, avec des inflammations
graves du bas-ventre et plus particulièrement
du canal intestinal ? Je n'en doute aucunement, et d'autant moins, que je n'ignore pas
que les phlegmasies intestinales et autres, portées à un très-haut degré, enchaînent les forces
vitales, déterminent la prostration, la fuliginosité de la bouche, des dents et des lèvres,
un délire plus ou moins tumultueux, des
soubresauts des tendons, des spasmes, des
convulsions, la petitesse et l'irrégularité du
pouls, etc. Or, par cela même que tous ces
phénomènes ont été regardés comme caractéristiques des fièvres malignes et putrides, il
en résulte que des médecins, fort instruits
d'ailleurs, mais entraînés peut-être par des
autorités imposantes, ont dû nécessairement
commettre des méprises fâcheuses ou funestes.
J'ai été bien des fois témoin de ces sortes d'erreurs, qui, au reste, ne sont pas toujours

faciles à éviter ; mais j'ai également remarqué qu'on s'en mettait bien souvent à l'abri , quand on avait la précaution de remonter aux causes de la maladie , de tenir un grand compte de l'origine des accidents , d'épier attentive-ment leur marche , et d'examiner les effets des médicaments administrés. Ce n'est qu'en procédant de la sorte, c'est-à-dire, en fai-sant l'histoire complète du cas qui s'offre à l'observation , qu'on parvient à démêler le vrai du faux , à reconnaître la source des symp-tômes locaux et généraux qui se manifestent, et à fonder sur de solides bases une méthode de traitement. Que la maladie se développe sous l'influence d'une cause stimulante ; que, dans son principe, elle soit caractérisée par des phénomènes d'irritation plus ou moins violents ; que cette irritation soit sur-tout fixée dans un ou plusieurs organes ; que la réac-tion générale ou les accidents sympathiques soient proportionnés à l'intensité de la stimu-lation ; que l'orgasme des tissus affectés finisse par entraîner une adynamie ou une ataxie apparente ; qu'enfin les symptômes soient aug-mentés par les excitants, et modérés par les adoucissants, il est bien évident, ou du moins très-probable , qu'il existe une inflammation qui réclame impérieusement l'emploi des antiphlogistiques, des délayants , des mucilagineux et des révulsifs. Quels que soient les accidents nerveux, quelque profonde que soit la faiblesse, il faudrait se garder d'avoir recours aux stimulants. Mais si la cause qui donne naissance à la fièvre adynamique ou ataxique peut être bien appréciée et reconnue pour un agent débilitant; si, dans l'origine de la maladie, rien n'annonce un foyer d'irritation inflammatoire, ou un excès de propriétés vitales; si, au contraire , tout décèle une grande stupeur et la faiblesse la plus profonde; si les antiphlogistiques hâtent la marche de la maladie, et que les toniques la rendent stationnaire ou la modifient favorablement, il est très-certain qu'on ne pourra pas faire dépendre les accidents de la même cause que dans le cas précédent. Ici, il existe de l'*asthénie comme dans les vraies fièvres adynamiques et ataxiques;* là, tout annonce *la sthénie comme dans* les *entérites, les gastrites ,* les *péritonites, les pleurésies* et *péripneumonies.* Or, si un millier de faits rendent cela incontestable, il est hors de doute que c'est commettre une erreur extrêmement dangereuse que de confondre toutes ces maladies et de ne pas leur assigner des principes différents. Il y a entre elles autant de dissemblance qu'entre la lumière la plus éclatante et l'obscurité la plus profonde. M. Broussais aura beau soutenir le contraire, que l'observation nous forcera toujours à nous en tenir aux connaissances acquises, et à nous élever contre ses raisonnements fondés sur la plus subtile physiologie.

L'expérience nous contraindra également d'admettre des phlegmasies où les forces sont très-languissantes; et qui, si elles ne sont pas l'effet immédiat de l'action qu'exercent les causes débilitantes sur l'économie animale, sont tellement modifiées par l'influence de ces causes, qu'elles acquièrent une très-grande disposition à dégénérer en gangrène. Or, pour prévenir cette fâcheuse métamorphose, ou pour empêcher qu'elle ne fasse de rapides progrès, les praticiens les plus éclairés mettent constamment en usage les stimulants, soit à l'intérieur, soit localement.

C'est ainsi qu'on maîtrise, dans une foule de cas, la marche de la *pustule maligne*, des *angines gangréneuses* qui, si souvent, accompagnent les fièvres de mauvais caractère, et

concourent à la perte des malades. J'ignore si
M. Broussais a guéri beaucoup de ces maladies par les saignées et l'emploi des boissons
mucilagineuses ; mais si nous devons ajouter
quelque confiance aux nombreuses observations que la science possède ; si nous devons
tenir compte du témoignage des plus grands
maîtres de l'art, il est évident qu'il nous est
permis de douter des heureux succès de notre
auteur, et de penser que les évacuations de
sang, ainsi que l'usage des débilitants, sont
constamment funestes aux sujets atteints de
pustules malignes. Qu'on puisse empêcher le
développement de la gangrène par des saignées, lorsque l'inflammation est très-vive et
la tuméfaction considérable, c'est un fait
connu du dernier barbier de village ; mais
soutenir qu'il faille toujours se conduire de la
même manière, sous prétexte que les maladies
ne peuvent se développer que d'après les
mêmes lois, c'est avancer une proposition
dont l'absurdité est d'autant plus évidente,
que des faits très - nombreux s'élèvent fortement contre elle et nous prouvent qu'il existe
des phlegmasies véritablement *passives*. Comme c'est un fait bien apprécié de tous les pra-

ticiens, j'abandonne la discussion relative à ce sujet pour m'occuper de la *complication du typhus avec les fièvres inflammatoires.*

Le Typhus se complique-t-il avec les fièvres inflammatoires?

Nous ne suivrons pas le docteur Hernandez dans les raisonnements qu'il fait pour nous prouver que la coïncidence de ces maladies ne saurait exister; nous nous contenterons d'examiner, avec le docteur Broussais, les principales données générales et de tirer de nos discussions des conclusions qui, tantôt seront conformes aux siennes, tantôt diamétralement opposées.

Si la complication de ces fièvres pouvait avoir lieu, il faudrait admettre, dit M. Hernandez, « qu'il peut exister à la fois dans » l'organisme une augmentation et une dimi- » nution permanentes de la force vitale. » Or, cela ne saurait avoir lieu, attendu que toutes les excitations aussi bien que les sédations, qui, d'abord, sont locales, s'étendent plus ou moins rapidement sur toute l'économie animale, quand elles ont une certaine étendue. Il cite, pour exemples, le vin, qui, quoique n'agissant que sur l'estomac, pro-

cure une excitation générale ; une bonne nouvelle, qui n'affecte que le sensorium et les nerfs,
et qui , cependant , donne une nouvelle vie
aux malheureux plongés dans le chagrin.

Si , au contraire , l'*excitation extrême* des
boissons détruit l'action de l'estomac , tout
l'organisme tombe dans la faiblesse, *absolument de la même manière que l'asthénie du
sensorium , suite du chagrin , occasione la
débilité générale.* Etranges propositions qui
paraissent séduisantes au premier abord , mais
qui ne sauraient soutenir, ainsi que l'observe
M. Broussais, l'examen du physiologiste.

Effets des Liqueurs alcoholiques.

Qu'une légère dose de vin remonte le ton
d'un estomac affaibli et produise une excitation universelle, c'est une vérité que personne ne contestera ; mais dire que l'excès des
liqueurs spiritueuses ne produit que de la
faiblesse , c'est soutenir une proposition formellement démentie par les faits qu'on recueille journellement , et qui démontrent,
jusqu'à l'évidence , que l'effet qui résulte généralement de l'emploi immodéré des liqueurs
spiritueuses « est une excitation de la mem-
» brane muqueuse de l'estomac chez la ma-

» jeure partie des hommes, excitation qui,
» portée au-delà de la juste mesure du besoin,
» devient douloureuse pour l'économie , et
» constitue un certain degré d'irritation, qui,
» joint à l'action enivrante de l'alcohol, pa-
» ralyse les forces générales (1). »

Or, que faut-il alors pour détruire cette faiblesse ? Des moyens qui détruisent la douleur et l'irritation, de l'eau, du lait, des boissons mucilagineuses, des fomentations et des bains locaux.

Il m'est déjà arrivé plus de vingt fois de faire disparaître, par l'usage de ces moyens , les mauvais effets des liqueurs spiritueuses, et de rétablir des appétits perdus. Je sais bien que plusieurs ivrognes ne soutiennent leurs forces que par de nouveaux excès de vin ou d'eau-de-vie ; mais je n'ignore pas non plus que le sentiment de faiblesse qu'ils éprouvent dépend peut-être davantage de l'épuisement de l'excitabilité amené par une sorte de combustion de l'estomac, que d'un relâchement de cet organe. D'ailleurs , en supposant que ce relâchement existe chez plusieurs d'entre eux, il est bien constaté que d'autres ont l'es-

(1) Broussais, Examen de la Doctrine médicale , page 54.

tomac ou les intestins enflammés. Or, comme les liqueurs spiritueuses, prises sans ménagement, sont très - capables d'occasioner des inflammations, il est infiniment probable que ces dernières doivent leur être attribuées.

D'où il faut nécessairement conclure, avec M. Broussais, que la proposition des Browniens et en particulier celle de M. Hernandez, pour être trop générale, se trouve fausse. Mais ne pourrait-on pas en dire autant de la plupart de celles qui se trouvent dans l'Examen de la doctrine médicale, où l'auteur a voulu rattacher, en quelque sorte, toute la pathologie à la doctrine des inflammations?

Qu'on se donne la peine de lire son ouvrage, et l'on verra que c'est précisément parce que les idées sur les phlegmasies y sont trop généralisées, qu'il est entaché d'un millier de fautes graves. J'en ai déjà fait ressortir quelques-unes, et j'espère en signaler d'autres, qu'il serait dangereux de laisser propager au gré de l'auteur. En attendant, continuons à examiner les faits que M. Broussais oppose aux principes de M. Hernandez.

Effets de la surcharge de l'Estomac.

Pour lui démontrer que les évacuations

n'ont pas pour résultat constant, la faiblesse de l'organisme, M. Broussais parle des indigestions dans lesquelles le malaise et la débilité générale dépendent de la douleur du viscère en contact avec les corps étrangers. Il observe que s'il y a du relâchement, ces symptômes se dissipent par l'usage des stimulants qui favorisent la digestion; mais quand les aliments sont trop indigestes et en trop grande quantité, quand il y a de l'irritation, les stimulants nuisent, et l'évacuation seule soulage. D'où il tire cette conséquence, *que les évacuants sont quelquefois des toniques locaux et généraux.*

Mais il ne s'arrête pas à ces simples aperçus, il considère l'état de l'estomac à la suite de l'indigestion, et il établit qu'il reste ou ne reste pas sur-excité. Dans le premier cas, s'il y a de la faiblesse, on l'augmente par des toniques, et on la combat avec succès par l'usage des rafraîchissants et des aqueux. Tandis que dans le second on la fait disparaître par les stimulants (1). Il suit de là que dans la pre-

___

(1) Dirait-on, après cet aveu, que M. Broussais a fait des efforts incroyables pour nous prouver qu'il n'existait qu'une espèce de faiblesse, *celle d'oppression?* Et se serait-on attendu *que ce digne successeur du grand Bichat* finirait par tomber dans le piége

mière circonstance, les rafraîchissants sont toniques, et les excitants débilitants. Dans la seconde on observe des effets contraires, donc il n'existe ni toniques ni débilitants absolus, ainsi que le pensent beaucoup de Browniens.

Effets de la Joie.

Il est certain que la joie produit souvent une excitation vive dans toute l'économie, comme l'observe M. Hernandez; mais cet effet est loin d'être constant, et M. Broussais a raison de dire que dans bien des cas elle produit une faiblesse très-grande, qui peut aller jusqu'à la syncope, et qui ne se dissipe que par l'usage des stimulants. Il en est de même des effets de la tristesse et sur-tout de la colère. Ainsi, toutes les affections morales peuvent donc être toniques et débilitantes; mais la faiblesse qu'elles amènent ne doit pas être combattue toujours de la même manière.

Après cet examen sur l'effet des évacuants, des toniques, des rafraîchissants, de la joie, de la colère et de la tristesse, M. Broussais

qu'il voulait éviter ? Le voilà donc Brownien, et cependant son Examen de la Doctrine médicale est destiné à renverser les principes de Brown et de ses sectateurs.

reprend de nouveau son analyse , et cherche à voir si la force et la faiblesse peuvent exister dans le même individu.

Il veut démontrer à M. Hernandez que la vie peut être en plus dans un organe , pendant qu'elle est en moins dans plusieurs autres, et pour arriver à ce résultat, il ne veut plus avoir recours aux phlegmasies violentes qui , si souvent , enchaînent les forces vitales. Il va puiser une de ses preuves dans l'*Histoire naturelle* , qui lui montre les reptiles dans un état de torpeur pendant leur digestion. Or, l'estomac est alors très-excité ; donc, la force et la faiblesse peuvent coïncider chez le même individu. D'un autre côté, et cet exemple est bien plus médical, le cercle inflammatoire qui vient séparer une escarre gangréneuse des parties vivantes, et qui se soutient même après qu'elle est tombée, ne permet pas de douter que l'excès et le défaut d'action peuvent coexister plus d'un instant dans l'économie (1). M. Broussais aurait pu ajouter à ces faits les parotides qui se développent pendant les vraies fièvres putrides et ataxiques ; mais loin de là, il nous affirme de nouveau que ces fièvres sont toujours symptomatiques, qu'elles dépen-

(1) Essai sur le Typhus.

dent d'une phlegmasie gastrique, et qu'il les guérit tous les jours de la même manière ; c'est-à-dire, en appliquant force sangsues, en donnant beaucoup d'eau pure et mucilagineuse, en tenant les malades à une diète d'autant plus sévère, qu'on se figure l'inflammation plus violente. Il faut convenir, d'après cela, que notre auteur jouit d'un privilége qui n'appartient pas à beaucoup de personnes. Mais, sommes-nous obligés de nous en rapporter à sa parole ? Ne sommes-nous pas autorisés à penser, au contraire, que M. Broussais nous déguise une grande partie de la vérité ? S'il faut croire quelques censeurs indiscrets, il paraît que son arithmétique est quelquefois en défaut, car on prétend qu'il a soin d'élaguer les *nombres* qui peuvent déranger l'exactitude de ses calculs. On dit en outre, et ses écrits le prouvent bien, qu'en ouvrant les sujets, *à qui sa méthode n'a pas été très-salutaire*, il lui suffit de trouver quelques capillaires du canal intestinal injectés, pour qu'aussitôt il s'écrie : *La perte du malade est due à cette congestion violente, à cette gastro-entérite. Il n'en faut pas davantage pour faire succomber l'homme le plus vigoureux.* Doit-on être surpris, après cela, qu'il veuille que toutes les fièvres soient des symptômes d'une inflammation? Non, certes, car il est fort peu de cadavres où l'on ne rencontre dans les intestins et sur d'autres parties, un plus ou moins grand nombre de petits vaisseaux injectés. Mais, si ces petites congestions étaient un témoignage irrécusable de l'existence d'une phlegmasie, durant la vie des sujets, il faudrait dire que beaucoup de suppliciés par la guillotine, d'asphyxiés, d'apoplectiques et d'asthmatiques, meurent au moins avec une gastro-entérite; car j'en ai disséqué qui avaient des plaques rouges plus ou moins étendues dans le canal digestif. On devrait, de plus, considérer comme des inflammations ces ecchymoses qui se manifestent à la peau *quelques instants avant la mort, ou peu d'heures après;* car enfin ce qui est vrai pour les intestins, ne doit pas être faux pour les autres tissus de l'économie. Or, qui n'entrevoit d'avance tout le ridicule dont se couvrirait celui qui soutiendrait des propositions aussi étranges? En vérité, je ne reviens pas de mon étonnement, quand je vois faire à M. Broussais, qui se pique, avec quelque raison, de connaître les lois qui régissent l'économie animale, une abnégation presque

totale des plus beaux principes de physiologie.
Il sait, aussi bien que tous les médecins instruits, que les intestins sont les derniers organes qui meurent dans les maladies ; que par
conséquent c'est là que la circulation trouve
son dernier terme, et qu'enfin les congestions
doivent y être, par cette raison, infiniment
plus communes que par-tout ailleurs. Or,
si c'est-là une vérité de fait, si les plus grands
physiologistes l'ont reconnue et consacrée dans
leurs ouvrages, n'est-il pas plus que probable que M. le docteur Broussais a dû souvent commettre des erreurs relativement à
l'existence des phlegmasies, et prendre ces
ecchymoses cadavériques pour des traces d'inflammation ? Qu'il y réfléchisse, et il sera
peut-être convaincu, comme moi, que l'altération des parties, qui sont le siége de ces
stases de sang, est bien différente dans les
deux cas.

Délire et convulsions par faiblesse.

« Dans le typhus, dit M. Hernandez, lors-
» que la faiblesse est très-prononcée, quand
» le danger qu'elle introduit est le plus
» grand, n'observe-t-on pas des délires fu-
» rieux, des mouvements musculaires très-

» violents? Y a-t-il là excès de force? Non;
» et des excitants énergiques sont seuls dans
» le cas de faire disparaître ces symptômes, qui
» simulent une très-grande force dans l'or-
» ganisme (1). »

Mais si le lecteur se rappelle bien ce que
nous avons dit précédemment, relativement
aux trois genres de typhus de M. Hernandez,
il ne tardera pas à s'apercevoir de l'absurdité
de pareilles propositions générales. N'avons-
nous pas, en effet, démontré que M. le docteur Hernandez n'avait pas su distinguer les
inflammations très-intenses des organes intérieurs, d'avec les fièvres adynamiques et
ataxiques proprement dites; qu'il avait confondu dans la même description les unes et
les autres, et qu'en dernière analyse, il voulait, très-mal à propros, que toutes fussent
soumises à la même méthode de traitement?

Or, si c'est une chose constante que M. le
docteur est tombé dans ces erreurs dangereuses, n'en résulte-t-il pas évidemment que
tout ce qu'il dit à l'égard du délire qui se manifeste dans le typhus, est bien plus propre
à jeter du trouble et de la confusion dans les
idées, qu'à éclairer l'histoire de ce phéno-

(1) Essai sur le typhus, pag. 246.

mène morbide ? M. Hernandez se donne tou-jours les apparences d'un homme qui ne parle que d'après l'observation exacte des faits, et cependant rien n'est plus manifestement en op-position avec eux, que les nombreux rai-sonnements dont il encombre les pages de son livre. En voici une preuve bien convain-cante. Après avoir torturé sa logique pour nous démontrer que la débilité de la fibre motrice formait le principal caractère de son typhus musculaire, il vient nous dire « que, » dans tous les typhus, le délire est quelque-» fois furieux, *et les mouvements musculaires* » *très-violents.* » Quelle inconséquence !... Voilà pourtant l'homme qui se présente modeste-ment comme le missionnaire des dieux de la médecine, pour réparer toutes les sottises qu'on a faites jusqu'aujourd'hui. Il doit recom-poser la science, et, pour cela, il juge con-venable de la replonger dans le chaos. J'i-gnore si jamais il parviendra à débrouiller ses brillantes œuvres ; mais, j'ose espérer qu'avec le temps, il apprendra que jamais, dans le vrai typhus musculaire, qui n'est que la fièvre adynamique des auteurs modernes, les caractères dont il vient de faire mention, ne se développent. Toujours, au contraire, il existe un abattement si considérable du système musculaire, que les malades ont de la peine à se mettre sur leur séant, ou sont même dans l'impossibilité de le faire. S'ils y parviennent, ils restent chancelants et étourdis, comme des ivrognes, ce qui n'arrive que très-rarement quand les symptômes d'adynamie tiennent à une inflammation des viscères, et qu'ils ne sont pas encore parvenus à un très-haut degré d'intensité. Mais c'est dans ce dernier cas que le délire devient parfois furieux et s'accompagne, au moins dans l'origine, d'une agitation des muscles, proportionnée à l'intensité des souffrances ressenties par les organes malades. Dans les adynamiques que je qualifierai volontiers de *franches*, le délire est constamment tranquille ou taciturne, et coïncide toujours avec l'affaiblissement plus ou moins profond des organes qui président aux grandes fonctions.

Qu'on observe attentivement les adynamies fausses (adynamiæ spuriæ); c'est-à-dire, celles qui proviennent de l'état fluxionnaire des viscères, et l'on verra qu'il n'y a qu'un très-petit nombre d'organes dont les forces soient *enchaînées :* tandis que tous les autres paraissent évidemment sur-excités, à moins toutefois que la phlegmasie ne soit déjà parvenue au point d'interrompre l'exercice des fonctions les plus importantes. Dans ce cas, il ne reste d'autre ressource pour connaître la nature de la maladie, qu'à remonter à l'origine des accidents, et à bien apprécier, comme l'ont fait Hippocrate, Sydenham et tous les grands médecins, l'action des médicaments. C'est par cette méthode circonspecte, et pour ainsi dire chancelante, que l'on découvrira, *a juvantibus et lædentibus*, s'il existe ou non une inflammation, à laquelle on doive rapporter toute la série des phénomènes qui se développent.

Dans le premier cas, on verra les symptômes adynamiques s'accroître sous l'influence des toniques, se modérer et disparaître successivement par l'usage des antiphlogistiques de toute espèce. Dans le second cas, ceux-ci favoriseront la marche destructive de la fièvre, à laquelle il faudra nécessairement opposer les excitants les plus énergiques, si l'on veut éviter une mort d'autant plus certaine, que les forces sont plus épuisées. Ici, il nous faut la thérapeutique échauffante des Browniens; là, on obtiendra des succès en quelque sorte merveilleux par la saignée et les rafraîchis-

(169)

sants , si judicieusement recommandés par l'illustre Pujol (1) et ensuite par M. Broussais, qui s'est imaginé être le premier qui a préconisé cette méthode.

Quant au délire des fièvres ataxiques, nous ne chercherons pas à le comparer avec celui qui accompagne parfois *l'irritation inflammatoire* des viscères et sur-tout des membranes, parce que les détails, dans lesquels nous serions obligés d'entrer, nous conduiraient beaucoup trop loin. Nous nous contenterons de remarquer, pour le moment, que ce phénomène doit nécessairement tenir au même principe que tous les autres symptômes de la maladie, puisqu'il est de fait qu'il

______

(1) Voici comment s'exprime Pujol , pag. 99 de son Essai sur les inflammations chroniques des viscères : « Dans ce cas de phlogose superficielle, et pourtant » chronique, *les boissons douces et rafraîchissantes* » *sont les seules qui n'angoissent pas l'épigastre , et* » *qui ne sont pas rejetées.* Les évacuants, les amers et » les apéritifs, remèdes que l'on ne manque guères » d'administrer dans ces circonstances , *augmentent* » *sensiblement l'intensité de tous les symptómes , et* » *font l'office des poisons lents. Cet effet du traitement* » *est même un signe qui peut éclairer le diagnostic de* » *ces sortes d'inflammations stomacales.* »

cède, comme eux, à l'emploi des moyens stimulants.

M. Broussais, qui toujours prend le ton
affirmatif, n'hésite pas à le faire dépendre
d'une *irritation primitive ou sympathique du
cerveau*, ce qui veut dire qu'il est l'effet immédiat ou d'une céphalite ou de toute autre
inflammation, puisque, selon l'auteur, les
mots *irritation* et *phlegmasie* sont des termes
synonymes. Pour expliquer ensuite les guérisons obtenues par les toniques, il nous dit
« que quand ils sont utiles, ce qui lui paraît
» beaucoup moins fréquent, qu'à M. Her-
» nandez, ils le deviennent en appelant révul-
» sivement les forces ailleurs, et non en aug-
» mentant l'excitation dans le lieu d'où part
» l'irritation qu'ils peuvent guérir (1). » On
dirait, en voyant le ton tranchant et la manière décidée avec laquelle M. Broussais s'explique, qu'il n'y a rien à lui répliquer, et
qu'on doit ajouter autant de foi à ses para-
doxes qu'aux doctrines évangéliques; mais
si l'on réfléchit que toute irritation ne suppose
pas l'existence d'une inflammation ; si l'on fait
attention que M. Broussais nous a dit maintes

(1) Page 62.

fois *que les prétendues fièvres ataxiques n'é-
taient que des gastro-entérites;* si l'on remarque enfin que l'explication qu'il nous donne,
relativement au mode d'action des médicaments, n'est qu'une pure hypothèse, qu'il n'a
pas même le mérite d'avoir imaginée; on en
concluera 1º que les raisonnements de notre
auteur sont fondés, non-seulement sur des
principes incertains, mais encore faux; 2º qu'il
est manifestement en contradiction avec lui-
même, en admettant que toute fièvre ataxique
n'est qu'une gastro-entérite, et que les toniques qui la guérissent ne sont salutaires que
parce qu'ils déterminent une révulsion.

Dans la page 52 de son *Examen de la Doctrine médicale*, M. Broussais établit en effet,
après beaucoup d'autres médecins, « que ce
» n'est jamais en stimulant l'organe qui est le
» siége de l'irritation que l'on parvient à cal-
» mer les phlegmasies intenses sur-tout dans
» les organes intérieurs. » Or, dans les
fièvres ataxiques proprement dites, on administre tous les jours avec succès des substances
éminemment toniques; tous les jours on fait
disparaître avec elles des délires et des mouvements convulsifs : donc, ces fièvres peuvent

être très-indépendantes de l'inflammation de l'estomac et des intestins.

Mais j'oublie que dans ces cas de guérison, la phlegmasie n'est plus dans ces organes ; M. Broussais nous assure qu'elle a son siége dans la tête, et que c'est en la déplaçant que les stimulants, agissant sur l'estomac, deviennent efficaces. On se tromperait grossièrement si l'on croyait que la logique de notre réformateur est quelquefois en défaut ; avec sa physiologie superfine, il a de quoi répondre à toutes les objections qu'on peut lui faire ; c'est une source intarissable où il ne se lasse jamais de puiser, *parce que tout ce qui en provient est infailliblement puisé dans l'observation.* Oser en douter, c'est commettre, en médecine, une véritable hérésie, et s'exposer aux plus violents sarcasmes de la part de M. Broussais. Il ne faudra pas même lui demander s'il a des données assez certaines sur l'action des médicaments pour les faire agir ainsi au gré de son ardente imagination ; s'il lui est permis de les regarder tantôt comme embrasant toute l'économie, tantôt comme servant à éteindre le feu qui s'y trouve allumé. Il faut le croire sur parole, et penser, avec lui, que le quinquina, le camphre, les aromates, les alcohols et le vin n'exercent, sur l'économie, qu'une action purement locale, lorsqu'il est très-probable qu'ils sont absorbés et chariés dans tous les systèmes. Comme lui, il faudra dire que dans les péripneumonies ces excitants déterminent une réaction générale fâcheuse ou funeste aux malades; que dans les phrénésies, au contraire, ils produisent une révulsion salutaire, comme les vésicatoires et les sinapismes..... Ah ! de grâce , M. Broussais, montrez un peu plus de sincérité, et ne vous laissez pas entraîner avec tant de rapidité par le torrent de vos idées exclusives et systématiques ! Vous êtes fait, sans doute, pour former de grands médecins, et sur-tout pour les mettre en état de combattre une infinité d'erreurs qui passent pour des principes incontestables ; mais vous devez commencer par vous dégager de celles qui sont fortement enracinées dans votre esprit; sans cette œuvre préliminaire, vous risquez, quoi que vous en disiez, de ne faire que des sectaires débilitants, qui enverront ou laisseront aller autant de malades en l'autre monde, que les purs Browniens et les Stahliens exagérés.

Que vous fassiez la guerre à M. Hernandez,

pour n'avoir pas distingué les délires inflammatoires, de ceux qui appartiennent aux diverses espèces de fièvres ataxiques ; rien n'est plus
juste. Mais que vous vouliez à toute force
nous démontrer que tout délire tient à une
inflammation et que les toniques quand ils
sont utiles ne le sont qu'en déplaçant la phlegmasie, c'est chercher à faire voir que le blanc
est du noir et que depuis plus de vingt siècles
il n'y a pas eu un médecin qui ait été doué
du sens commun.

Ce n'est pas tout, après avoir insisté sur cette
étrange doctrine M. Broussais, toujours cram-
ponné à la plus subtile physiologie, fait des
efforts incroyables pour nous persuader que
M. Hernandez est dans l'erreur, quand il considère les convulsions provenant des grandes
pertes de sang comme le résultat de la faiblesse. Mais veut-on savoir avec quelles armes
notre auteur combat son adversaire ? Le voici :
Il accorde, parce qu'il ne peut faire différem-
ment, « que les hémorrhagies débilitent,
» quand elles sont subites et copieuses, et ce
» sont les cas, dit-il, où elles déterminent
» des convulsions ; » mais comme s'il avait
eu regret de partager ainsi l'opinion de tout
le monde, il se ravise et nous dit « que les

» convulsions qui dépendent des hémorrha-
» gies ne sont pas moins l'effet de l'action aug-
» mentée des forces nerveuses. »

Ceci peut paraître très-paradoxal, ou plutôt essentiellement contraire aux idées reçues;
mais pour peu qu'on soit versé dans la physiologie *excentrique* de M. Broussais, pour
peu qu'on veuille se promener avec lui dans
les espaces imaginaires, on se rendra *facilement* raison de ce fait. On ne doutera pas
alors que lorsqu'il survient une grande hémorrhagie à l'extérieur, il se manifeste une
extrême irritation dans les organes intérieurs
qui, manquant de sang, appellent les parties
externes à leur secours. Celles-ci *sensibles à
cet appel d'alarme, s'empressent, au péril
de leur vie,* de leur envoyer les fluides dont
ils ont besoin; mais *comme il est très-difficile
de faire le bien* (1), ces fluides arrivant avec
trop de vitesse au point de ralliement, ne
font qu'exciter et même enflammer les organes qu'ils venaient secourir, et déterminer
par contre-coup une agitation violente dans
le système musculaire. D'ailleurs M. Broussais

(1) Bernardin de Saint-Pierre, dans Paul et Virginie.

explique *avec l'assurance d'un inspiré*, le mode d'action des remèdes employés contre les hémorrhagies, il nous donne du vague et du très-vague pour du positif, il nous montre les stimulants agissant sympathique-ment sur les organes qui sont le siége des hémorrhagies, et enfin il nie formellement leur action *directement* tonique...... Mais en-tendons ce doctrinaire rigide et nous verrons après, s'il a eu raison de s'élever avec tant d'austérité contre les idées reçues.

« Maintenant dissertons, dit-il, sur le mode
» d'action des remèdes des hémorrhagies.
» *Ceux qui sont nutritifs fournissent des ma-*
» *tériaux aux vaisseaux faméliques et répa-*
» *rent les pertes ;* ceux qui ne font qu'exciter
» *agissent perturbativement et donnent aux*
» *forces une direction différente de celle qui*
» *les portait vers les embouchures des vais-*
» *seaux.* Ou bien s'ils sont appliqués sur les
» orifices des vaisseaux qui exhalent ce fluide,
» *ils y produisent une constriction qui les*
» *ferme.* Encore cet effet est-il subordonné
» au degré de réaction, *car elle peut être telle*
» *que les stimulants ne fassent qu'accélérer*
» *l'effusion sanguine* et même cela peut avoir

» lieu chez un sujet qui a été très-débilité
» par la perte de sang. Dans bien des cas
» cette même réaction produit dans le lieu
» modifié par les toniques, une sur-excitation
» qui change *le mouvement hémorrhagique*
» *en mouvement inflammatoire.* C'est ce qui
» arrive assez fréquemment aux hématémèses
» traitées par une méthode stimulante. Que
» font les toniques dans les convulsions? *Ils*
» *opposent irritation à irritation et agissent*
» *révulsivement.* C'est dans l'estomac que vous
» les déposez, ce n'est plus dans la pulpe
» cérébrale; mais ils la modifient sympathi-
» quement, et tout aussi bien que dans les
» hémorrhagies, vous n'obtenez l'effet désiré
» que quand la stimulation du cerveau n'est
» pas trop énergique; car, dans ce cas, la
» réaction qui s'y développe par l'impression,
» quoique sympathique de vos stimulants,
» ne fait qu'accroître l'intensité des phéno-
» mènes convulsifs. »

Je le demande à tout homme impartial,
et par conséquent à ceux *qui ne sont pas
enchaînés par le despotisme broussainien,* si
c'est là le langage d'un homme qui se pique
d'être rigoureux dans l'observation, et qui
ne déduit les idées théoriques que des faits

recueillis avec la plus scrupuleuse attention ? Tout est vague, tout est incertain, tout est guindé dans le morceau que nous venons de citer et cependant on a la ridicule prétention de nous le donner, comme un témoignage irrécusable de la plus exacte pathologie.

Que signifie cette phrase où M. Broussais nous dit, *que les remèdes nutritifs fournissent des matériaux aux vaisseaux faméliques et réparent les pertes*, sinon que les substances alimentaires donnent au sang de nouveaux produits, destinés à le réparer et à ranimer le ton et la vitalité des organes qui sont tombés dans l'asthénie. Ici il y a perte du fluide vital dans toutes les parties de l'économie, par conséquent toutes ces parties ont besoin d'être restaurées. Les vaisseaux intérieurs sont aussi faméliques, puisque faméliques il y a, que ceux des parties externes. Ils reçoivent également l'influence salutaire des remèdes nutritifs et se rétablissent d'autant plus promptement que les pertes du sang sont plutôt réparées; or si, comme M. Broussais le fait entendre, l'action augmentée du système nerveux tenait à une grande irritation de la pulpe cérébrale, il en résulterait que les remèdes nutritifs, loin de diminuer cette irritation devraient, au contraire, l'augmenter ; car il est de l'essence des substances alimentaires de produire une excitation plus ou moins forte dans tous les tissus où elles sont chariées. Je trouve dans les ouvrages de M. Broussais plus de cinquante preuves de cette vérité ; ce qui m'autorise à tirer cette conséquence que la sur-excitation du système nerveux dans les hémorrhagies exorbitantes, n'existe réellement pas. Les ouvertures des corps font voir d'ailleurs que les organes intérieurs sont aussi décolorés que les externes, après les pertes de sang ; or dans l'hypothèse du docteur Broussais, on devrait au moins trouver des traces de l'irritation qui a eu lieu pendant la vie.

M. Broussais n'est pas plus exact en nous parlant des toniques excitants, qu'en nous indiquant le mode d'action des remèdes nutritifs. Il avance, très-gratuitement, qu'ils agissent constamment d'une manière perturbative et en changeant la direction des forces. Je dis que cette assertion est purement gratuite, parce qu'elle n'est et ne peut être appuyée par aucune preuve démonstrative. Mais notre auteur le veut et il faut que cela soit ainsi.

Sic volo, sic jubeo, stat pro ratione voluntas.

Cependant, par une contradiction manifeste,

il avoue que si les excitants sont placés sur les orifices des vaisseaux qui exhalent le sang, ils y produisent une constriction qui les ferme : or, qu'est-ce que cette constriction qui quelquefois fait cesser pour toujours une hémorrhagie ? Est-ce du relâchement ou bien de la tonicité ? Expliquez-vous M. l'anti-Brownien, car je n'ai pas le bonheur de vous comprendre et j'ose croire que beaucoup d'autres personnes se trouveront dans le même embarras que moi. Jusqu'ici j'avais toujours cru que l'astriction permanente des capillaires, produite par des excitants était une preuve de l'augmentation de leur ton, et je vous déclare que vous ne faites que me confirmer dans cette idée, quand vous nous dites *qu'il est des circonstances où la tonification peut être portée au point d'augmenter l'hémorrhagie et de changer le mouvement hémorrhagique en fluxion inflammatoire.*

Je pourrais discuter ici la question de savoir s'il existe des hémorrhagies dépendantes de la faiblesse des vaisseaux capillaires; mais comme M. Broussais ne s'explique à cet égard que dans l'article où *il apprécie les nosologies modernes,* je crois devoir l'imiter, en renvoyant à l'endroit où j'apprécierai à mon tour les raisons qu'il allègue contre l'existence des hémorrhagies passives. Je me bornerai pour le moment à faire remarquer que c'est parce que M. Broussais regarde toutes les effusions sanguines comme l'effet *de la sur-excitation des vaisseaux* qu'il est obligé de rappeler des hypothèses surannées, dénuées de tout fondement solide, pour se rendre raison de l'action salutaire des toniques dans les pertes extrêmes de sang. C'est encore parce qu'il ne veut pas sortir de son centre d'irritation, qu'il est forcé de dire que dans les convulsions, provenant des grandes pertes de sang, les excitants ne font qu'opposer *irritation* à *irritation* et guérissent, non en tonifiant les organes, mais en déplaçant la fluxion qu'il s'est imaginée exister dans le cerveau.

Croira-t-on qu'après avoir construit un tel échafaudage, notre auteur a *le bon esprit* d'en tirer la conséquence *que l'effet avantageux des toniques dans les convulsions, ne prouve donc autre chose, sinon qu'elles sont le résultat de la sur-excitation du système nerveux.*

Je n'ajouterai rien à ce que j'ai dit sur ce paradoxe extraordinaire ; mais je dois déclarer hautement que tout ce que j'avais lu ou entendu dire de M. Broussais, avant l'année 1816, m'avait donné de son jugement une toute au-

tre idée que celle dont je suis pénétré aujour-
d'hui. Si je n'avais médité l'*Examen de la doctrine médicale*, je ne me serais jamais figuré
que l'auteur de l'*Histoire des phlegmasies
chroniques* pourrait nous présenter des songes
creux pour des vérités incontestables, des sophismes de confusion pour des raisonnements
clairs et précis. Mais hélas ! il faut s'attendre
à bien des choses avec des hommes qui se
laissent dominer par des idées exclusives et
dont les prétentions dépassent en quelque
sorte toutes les bornes.

FIN DE LA PREMIÈRE PARTIE.

TABLE DES MATIÈRES

DE L'OUVRAGE DE PUJOL.

FIN DE LA TABLE.

De l'Imprimerie de CELLOT, rue des Gr.-Augustins, nº 9.

[illegible]

[illegible]

[illegible]

[illegible]

[illegible]

[illegible]

[illegible]

[illegible]

[illegible]